DUMONT

Woher wissen Eierstöcke und Hoden, dass Frühling ist? Warum bringt uns die Leidenschaft manchmal fast um? Und wer sind die Big Player im Glückskarussell des zentralen Nervensystems? Es sind die Hormone! Sie steuern uns immer und überall.

»Durch dick und dünn« ist ein Crashkurs in Sachen Hormone, der erklärt, wie die hormonelle Kommunikation im Körper funktioniert – und was dabei alles schiefgehen kann. Dabei erläutert der Medizinkabarettist Ronny Tekal die typischen Hormone wie Adrenalin, Östrogen, Cortisol, Testosteron und Insulin ebenso wie er uns von einigen der anderen 100 Hormone erzählt, die wir heute kennen. Kurz: ein Kompendium für alle Hormongesteuerten und deren Opfer!

Ronny Tekal ist Arzt, Medizinkabarettist und Radiomacher. Von ihm erscheinen in der Ärzte-Woche und im Ärztemagazin Satire-Kolumnen. Im Österreichischen Rundfunk ist er Radiodoktor. Das Comedy-Duo Peter & Tekal-Teutscher setzt mit Programmen wie »Nebenwirkungen« und »Patientenflüsterer« den Schwerpunkt erfolgreich auf medizinische Inhalte. Ronny Tekal lebt bei Wien.

Ronny Tekal

Durch dick und dünn

Wie Hormone unseren Körper und unser Leben steuern

DUMONT

Gewidmet meinen Hormonen,
ohne die ich nicht der wäre, der ich bin.

MIX
Papier aus verantwortungsvollen Quellen
FSC® C083411
FSC www.fsc.org

August 2017
DuMont Buchverlag, Köln

Die Originalausgabe erschien 2013 unter dem Titel
›Sorry, das waren die Hormone. Was uns im Leben wirklich steuert‹
im Orell Füssli Verlag AG, Zürich

Umschlaggestaltung: Lübbeke Naumann Thoben, Köln
Umschlagabbildung: © Fotolia/majivecka
Gesetzt aus der Adobe Garamond
Druck und Verarbeitung: CPI books GmbH, Leck
Gedruckt auf säurefreiem und chlorfrei gebleichtem Papier
Printed in Germany
ISBN 978-3-8321-6416-4

www.dumont-buchverlag.de

Inhalt

Dank

Dank an meine überaus reizende Frau Barbara sowie unsere entzückenden Kinder Niklas, Hannah und Benjamin, die mir Zeit und Raum gaben, unser aller Hormone zu studieren. Und auch dieses Buch zu schreiben.

Ebenso ein aufrichtiges Dankeschön an Herrn Mag. Norbert Peter und Frau Dr. Amalie Kratochwill für ihre erhellenden Erkenntnisse.

Auch beim Team des »Ö1-Radiodoktor«, allen voran Dr. Christoph Leprich und Mag. Nora Kirchschlager, möchte ich mich für die inhaltliche Unterstützung bedanken, für die Beratung bei den Kapiteln zum Nachwuchs bei Mag. Christian F. Freisleben-Teutscher.

Für die befruchtenden hormonellen Fallstudien aus zahlreichen Gesprächen und die reiche Lebenserfahrung gebührt mein Dank noch Claus Schönhofer, Marianne Jacoba und Simon Maier, für die verständnisvolle Betreuung des Autors Herrn Wolfgang Kriegleder und die korrekten Übersetzungen von Studien aus unverständlichen Sprachen Swetlana Teutscher. Danke auch an Kathrin Nord für das Lektorat dieses Jahrhundert-Standardwerks für die kommenden Generationen.

Vorwort

Sie sind der Stoff, aus denen die Gefühle sind, sie stimmen uns in einem Moment verdammt glücklich und treiben uns im nächsten in die schlechte Laune. Hormone erzeugen Wutbürger und bringen uns dazu, unsere Kinder unendlich zu lieben. Sie sind der Auslöser für Liebesdramen; ohne Hormonwallungen würde Romeo noch leben und Julia hätte heute mit Altersweitsichtigkeit und Krampfadern zu kämpfen. Es ist so einfach: Die Wahl des Partners, die Entscheidung, ein Leben oder doch nur eine Nacht zusammenzubleiben, ist auf biochemische Prozesse zurückzuführen. Das mag zwar unromantisch sein, doch es spricht vieles dafür: Bezüglich der Haltbarkeit von Beziehungen haben die Hormone ein gehöriges Wörtchen mitzureden. Die Annahme, der moderne Mensch sei ein rationales Wesen, das genau wisse, was es tue, wird tagtäglich und aufs Neue durch die Wirkung der Hormone widerlegt.

Und diese Hormone sind überall. Sie halten sich nicht nur im eigenen Körper auf, sondern sollen auch im Trinkwasser oder in Fast-Food-Burgern enthalten sein; sogar Smartphones dürften hormonbelastet sein. Und irgendwelche Menschen verdienen einen Haufen Geld mit ihnen (wie auch der Autor dieses Buches). Und das vorliegende Werk? Es wurde natürlich unter Mitwirkung einer Unzahl von Hormonen geschrieben. Das Buch soll Ihnen eine kleine Orientierungshilfe sein, mit der Sie sich im dichten Hormondschungel zurechtfinden, und um zu erfahren, wann Sie sich wirklich auf Ihre Hormone herausreden können.

Der Stand der Wissenschaft

Das Buch entspricht dem heutigen Wissensstand. Leider sind nicht alle Wissenschaftler derselben Auffassung darüber, wo das Wissen gerade steht, sodass manche Aussagen sicherlich streitbar sind. Zudem ist das, was man heute in der Medizin als hip klassifiziert, morgen schon Schnee von gestern und damit keine ärztliche Kunst, sondern ein Kunstfehler. Früher durfte man an Patienten Aderlässe durchführen, sie anschreien oder an den Bettpfosten binden – heute sind solche Behandlungsmethoden eher out. Morgen zahlt man vielleicht schon wieder viel Geld dafür.

Präambel und Entschuldigung

Es ist mir auch ein Anliegen, mich bei diversen Stellen zu entschuldigen. Zum einen bei den zahlreichen Hormonen, die trotz ihrer herausragenden Tätigkeit im menschlichen Körper, die Maschine und den Maschinist am Laufen zu halten, nicht in diesem Buch erwähnt werden. War man früher noch der Ansicht, man käme mit einem Dutzend Botenstoffen aus, so kennt man heute bereits über 100 verschiedene Hormone. Sorry, ihr seid natürlich auch großartig!

Da der Fokus in diesem Buch vor allem auf die psychischen und sozialen hormonellen Auswirkungen gerichtet ist, kommen selbst manche ganz bedeutenden Hormone, die eine große Rolle spielen beim Wasserhaushalt oder beim Stoffwechsel, nur am Rande vor. Daher möchte ich zweitens all jene Personen um Verzeihung bitten, die ihr ganz persönliches Lieblingshormon in diesem Buch vergeblich suchen. Hormonspezialisten haben ja oft etwas von Modelleisenbahnbesitzern und sind enttäuscht, wenn ihr liebstes Stück einmal nicht dabei ist.

Denn hat ein Experte einmal ein erklärtes Lieblingshormon, so wird er damit die Welt erklären: Östrogene machen die Frauen jung und die Jungen zu Frauen, sie verursachen schöne Haut und hellen die Stimmung auf; Testosteron erklärt, warum der Chef glaubt, alles zu wissen, während ihm gleichzeitig die Geilheit bereits seine letzten Gehirnzellen weggesprengt zu haben scheint; und Beziehungsdramen?

Lassen sich alle eindeutig durch eine Verschiebung im Serotoninstoffwechsel erklären. Gehirnforscher sprechen von den verschiedenen Netzwerken, Anthroposophen von der inneren Bewegung im Astralleib, die es gilt, auch tänzerisch darzustellen; Genetiker hängen sich erotische Bilder von hormonregulierenden Gensequenzen im Sonnenuntergang in ihr Spielzimmer; und Chirurgen sagen gar nichts dazu, denn Hormone kann man nicht so einfach aus dem Körper schneiden, langweilig!

So hat jeder Spezialist seinen eigenen Zugang und seine eigenen Erklärungsmodelle. Und da alles irgendwie miteinander zusammenhängt, hat auch jeder der Experten irgendwie recht. Wie sagte schon Paul Watzlawick: »Wer gut mit dem Hammer umgehen kann, sieht jedes Problem als Nagel.« Und wir nageln eben mit Hormonen!

Einleitung

Hormone – als Boten des Glücks hieven sie uns in himmlische Gefilde, als »Des-Boten« machen sie unser Leben zur Hölle.

Hormone sind mächtig. Nehmen wir das männliche Testosteron. Es macht Lust auf Sex. Doch wenn man nicht mehr kann, wie man möchte, möchte man auch nicht mehr können. Das bekannte Gebet »Herr, du hast mir das Können genommen, nimm mir nun bitte auch das Wollen« unterschätzt die Macht der Hormone. Männer, die keinen Sex mehr haben, aufgrund von Impotenz, weisen niedrigere Testosteronspiegel auf. Das macht wiederum weniger Lust und damit wäre das Gebet auch schon erhört.

Doch es geht auch umgekehrt: Man kann seine Hormone beeinflussen, sagt der deutsche Psychiater Manfred Spitzer. Gibt man nämlich dem Betroffenen wieder das Können, und zwar ganz ohne die Gabe von Hormonen, so kommt auch der Testosteronspiegel wieder in Schwung. Ob Psychotherapie, Viagra oder das Befestigen eines Lineals mit Tesafilm am besten Stück – wenn eine Maßnahme funktioniert, so belohnt das auch das männliche Sexualhormon. Hormone beeinflussen also unser Sexualleben – und unser Sexualleben beeinflusst unsere Hormone. So gesehen: Der Beischlaf kann so manchen Hormonexperten ersetzen. Wie gewaltig mag da wohl erst die Wirkung beim Beischlaf mit einem Hormonexperten sein!

Wenngleich in diesem Buch die manipulative Kraft der Hormone auf unser Bewusstes und Unbewusstes, auf unser körperliches Befinden und unseren Charakter beschrieben wird, so sollten Sie sich stets vor Augen halten, dass die Botenstoffe nur in einem kleinen Teilbereich lebensbestimmend wirken. Wenn Hormone etwas bewirken, so bewirken sie daher immer nur etwas mit. Tatsache ist auch, dass nicht alle Pubertierenden völlig »gaga« sind, nicht alle Frauen im Klimakterium vor sich hin wallen und nicht alle Männer dem Johannistrieb nachgehen. Und auch wenn in diesen Lebensabschnitten die Hormondrüsen sehr verhaltensoriginelle Funktionen entwickeln, so spielen doch auch die sozialen Umstände eine Rolle: Die Pubertierenden müssen ihren Platz im Leben, unabhängig von den Eltern, finden; die Frauen, die in den Wechsel kommen, müssen ihren Platz im Leben, unabhängig von ihren Kindern, finden; und die Männer betrachten sich immer noch am Partner-Transfer-Markt als Zielgebiet Nummer eins und begreifen nicht, dass das die anderen nicht so sehen.

Auch reagiert jeder Mensch anders auf Hormone. Während manche Schwangere sich von in Schokopudding eingelegten sauren Gurken ernähren und sich am Ende der neun Monate wie ein angeschwemmtes Wal-Baby fühlen, wollen andere nach der Geburt gleich noch mal eine Schwangerschaft erleben. Es gibt Männer, deren Testosteronspiegel einem wütenden Stier um nichts nachsteht und die dennoch als lustlose Couch-Potato auf dem Sofa herumhängen und darauf warten, endlich die Augen zumachen zu dürfen. Frauen, die nach eingehender Untersuchung ihres Hormonstatus mehr männliche Hormone aufweisen als ihre Partner und damit »unter Garantie« keine Kinder bekommen können, sind plötzlich in anderen Umständen. Und eine Adrenalindosis, die eigentlich ein Pferd umhauen könnte, wird so manchen Reiter gerade mal davon abhalten, auf dem Rücken dieses Pferdes vor Langeweile einzuschlafen.

Natürlich kann man immer einen Schritt weiter gehen. Davon sprechen, dass es nicht nur die Hormone sind, die das Leben bestimmen, sondern auch die Gene, die an- und abgeschaltet werden und bestimmte Andockstellen für die Botenstoffe freischalten oder herunterfahren. Man kann immer weiter gehen, in der Hoffnung, das Leben, die Welt zu begreifen. So weit, bis einem irgendwann nichts anderes mehr übrigbleibt, als sich entspannt zurückzulehnen und zu sagen: »So ist es nun mal.« Eine Haltung, die übrigens durch die Ausschüttung von Dopamin im Zwischenhirn zustande kommt – Studien beweisen das.

Unsere Hormone – Aufzucht und Hege

Unendlich langweiliges Basiswissen

Also, was sind eigentlich Hormone? Hormone sind chemische Informationsträger, die normalerweise in endokrinen Drüsen gebildet und ins Blut sezerniert werden. Alles klar? Nein? Dann sollten Sie schleunigst Medizin studieren oder weiterlesen.

In diesen ersten Kapiteln geht es um einige Grundbegriffe, deren Erklärungen es einfacher machen, das Buch zu verstehen. Ungeduldige können aber gerne zu den heißeren Themen weiterblättern, in denen es darum geht, wie man seinen Partner mit hormonellen Liebestränken je nach Bedarf zur ewigen Treue oder zur ständigen Geilheit bringt, oder warum man Männer nicht ansprechen sollte, wenn sie ihre Tage haben.

Mir ist völlig egal, wo Sie zu lesen beginnen. Bezahlt haben Sie das Buch ja ohnehin bereits. Es sei denn, Sie gehören zu jenen kostenbewussten Menschen, die in den Buchhandlungen gratis an interessante Informationen herankommen wollen und herumschmökern statt zu kaufen. In diesem Fall machen Sie bitte auf den Seiten, die Sie ansprechen, keine Eselsohren oder persönliche Anmerkungen mit dem Bleistift. Und wenn doch, dann schicken Sie mir das Exemplar. Das interessiert mich nämlich durchaus.

Hitradio Hormon

Tatsächlich rätseln selbst Wissenschaftler heutzutage, was so ein Hormon noch alles kann. Ob es etwa ein Bewusstsein hat, ob es in der Lage ist, über sich selbst und den Sinn seines Daseins zu reflektieren. Oder ob es schlicht ein dumpfes Molekül ist, das genauso viel vom

Leben versteht wie ein Toaster. Die Wahrheit dürfte irgendwo dazwischen liegen.

Neben den Nerven bildet das Hormonsystem das zweite wichtige Informationssystem des Körpers. Ihre Pendants in der modernen Telekommunikation wären das Festnetztelefon (Nerven) und das Radio (Hormone). Okay, das ist jetzt nicht die allermodernste Telekommunikation, aber die Vergleiche mit WLAN, Twitter, Skype, Pirate Bay und anderen illegalen Download-Portalen wären ein wenig schwieriger.

Das Nervensystem ist also das Telefonnetz. Es gibt eine fixe Verkabelung, die Kommunikationswege sind klar definiert. Will das Hirn mit der Milz sprechen, so ist relativ sichergestellt, dass es die Milz im Rohr hat – und zwar nur die Milz. Falsche Verbindungen sind nicht ausgeschlossen, aber äußerst selten.

Die Hormone hingegen gleichen eher Radiowellen, die sich über den Äther der Blutbahn ausbreiten. Sie wirken über die Entfernung. Der Sender sitzt in einer Drüse und macht mal gutes, mal launiges Programm. Theoretisch könnte das Programm für alle Organe zu hören sein. Doch nur bestimmte Zellen besitzen entsprechende Empfänger, sogenannte Rezeptoren, die auf die richtige Frequenz eingestellt sind. Diese Zielzellen nehmen die Botschaft des Senders auf und entschlüsseln sie.

Das Hormonsystem braucht zwar um einiges länger, um Infos zu übertragen, als die blitzschnellen Nervenimpulse. Doch gut Ding will Weile haben – die Wirkungen der Boten jedenfalls halten oft sehr lange an, leider oft zu lange. Nerven- und Hormonsystem laufen im Gehirn zusammen, dort sitzen die Schaltzentralen. Die Telefongesellschaft steht mit den Radiomachern in regem Austausch – und sie lassen sich nicht so leicht voneinander trennen. Probleme kann es in beiden Systemen geben.

Das Nervensystem kommuniziert eigentlich so lange munter, wie die Verbindungen der Nerven nicht unterbrochen sind. Das Hormonsystem ist da anspruchsvoller, es zickt mitunter: Dann sendet ein Sender nicht. Oder die Empfänger (Zielzellen) schalten auf Durchzug, drehen das Radio ab. »Scheiß Programm, das hör ich mir nicht länger an!«, soll man von mancher Zelle vernommen haben, die keinen Bock mehr hatte auf die Sendung »Insulin bringt Zucker in dein Leben!« – »Diabetes«, sagt dann meist der Arzt.

Tatsächlich ist das Hormonsystem ein sehr komplexes. Man weiß heute, dass im Prinzip jede Zelle nicht nur in der Lage ist, Sendungen zu empfangen, sondern auch selbst eine Radiostation zu betreiben, also zu senden. Und es kann durchaus vorkommen, dass manche anarchistische Zellverbände Piraten- und Störsender errichten.

»Alles Leben ist Chemie«

Das sagte nicht nur meine Chemielehrerin mit der faszinierend großen Brille, das sagt auch die pharmazeutische Industrie. Die Chemielehrerin, weil ihr Fach natürlich das wichtigste der Schule ist – die pharmazeutische Industrie, weil sie so »beweisen« kann, dass ihre Tabletten alle natürlich »bio« sind.

Recht haben sie. Und wenn Sie sich darüber empören, sei Ihnen gesagt: Grundvoraussetzung für diese Gefühlsregung sind – chemische Vorgänge. Biochemische Vorgänge, um genau zu sein. Man darf sich also nicht vorstellen, dass sich in unseren Zellen Reagenzgläser befinden und Glasröhrchen mit bunter, blubbernder Flüssigkeit quer durch unseren Körper laufen. Nein, wir müssen uns vielmehr vorstellen, dass sich in unseren Zellen *biologische* Reagenzgläser befinden und *biologische* Glasröhrchen mit bunter, blubbernder Flüssigkeit quer durch unseren Körper laufen. Das ist Biochemie.

Bauanleitung Hormon

Der Mensch besteht zu 80 Prozent aus Wasser. Das klingt unverständlich, zumal wir ja aus der Bibel wissen, dass man eigentlich aus Staub geboren wird und nach dem Ableben wieder zu Staub verfällt. Muss man also Staub nur ausreichend gießen, um einen Menschen zu erschaffen?

Die restlichen 20 Prozent eines Menschen bestehen im Großen und Ganzen aus Kohlenstoff. Also aus jenem Element, aus dem Bleistiftminen und Diamanten gemacht sind. Einige Bestattungsunternehmen bieten sogar an, aus der Asche Verstorbener einen Diamanten für die Hinterbliebenen anzufertigen. Nun, besser als einen Bleistift.

Kohlenstoff kommt im Prinzip in allen organischen Materialien des menschlichen Körpers vor, etwa in den Eiweißverbindungen. Womit wir bereits bei den Hormonen wären.

Dass ein Hormon, ein Botenstoff, der uns derart durcheinanderbringen kann, körperliche Vorgänge von der Pubertät über das Wachstum bis zum Burn-out beeinflusst, kein einfaches Molekül sein kann, das wird wohl jedem einleuchten. So viel sei zu den komplexen chemischen Strukturen der unterschiedlichen Hormone gesagt: Es kommen unzählige Wasserstoffbrücken, Doppelbindungen, Aromate, Salze, OH-Gruppen etc. etc. etc. und Wir-wollen-es-gar-nicht-so-genauwissen vor, das würde den Rahmen dieses Buches und auch den geistigen Auffassungswillen meines geneigten Lesers sprengen. Sollten Sie ein reges Interesse haben, dann legen Sie sich bitte das Werk »Hormone – Aufzucht und Hege« in der praktischen, 4800 Seiten starken Taschenbuchausgabe zu.*

Vereinfacht kann man sagen: Es gibt Hormone, die wasserlöslich (»hydrophil«) sind, und solche, die fettlöslich sind (»lipophil«, wie die Altgriechen und bekennenden Gourmands unter uns wissen, bedeutet das »Fett liebend«). Je nachdem, zu welcher Gattung ein Hormon gehört, darf es dann die Zielzellen entweder betreten oder muss seine Botschaft bereits vor den Toren der Zellmembran einem Pförtner aushändigen. Und je nach Gattung liegt es in bestimmten Flüssigkeiten (und derer gibt es viele im Menschen) auch in einer besonderen Form vor – und wird zudem vom eifrigen Labormediziner ganz unterschiedlich bestimmt.

Wasserlöslich: Peptidhormone

Wasserlöslich sind zum Beispiel die Peptidhormone. Als Peptid bezeichnet man ein kleines Protein, also ein kleines Eiweiß. Für all jene Männer unter den Lesern, die in ihrem Leben noch nie selbst ein Ei aufgeschlagen haben: Ein Ei besteht aus dem Dotter (das Gelbe) und dem Eiweiß (das Weiße rundherum, auch Eiklar genannt). Ist ein wenig irreführend, weil der Dotter mehr Eiweiß enthält als das Eiweiß.

---

* Sollten Sie jetzt dieses Werk ernsthaft googeln, sind Sie entweder ein überirdisch wissbegieriger Mensch oder schlicht internetsüchtig.

Finden wir uns damit ab, dass es Eiweiß gibt und dieses Protein (oder die kleineren Peptide) aus mehreren einzelnen Bausteinen bestehen, die Aminosäuren heißen.

Und Peptidhormone bestehen eben aus langen Ketten solcher Aminosäuren. Das Insulin, also jene Substanz, das bei unserer zuckerkranken Oma anscheinend dazu führt, dass sie ihre Cremetorten nur noch heimlich verzehrt, ist ein solches wasserlösliches Hormon. Auch Schilddrüsenhormone oder die klassischen »Stressmacher« Adrenalin und Noradrenalin – sie beinhalten nur eine einzige Aminosäure – lösen sich ebenfalls in Wasser auf. Man kann also einen völlig gestressten Zustand getrost als »Sturm im Wasserglas« bezeichnen.

Fettlöslich: Steroidhormone

Fettlöslich sind hingegen die Steroidhormone. Würde man die in der Küche brutzeln, bräuchte man anschließend statt Wasser und einem Spritzer Spülmittel einen starken Fettlöser.

Der Grundbaustein der Steroidhormone ist ein Fett: Cholesterin. Ganz genau, das Cholesterin – für alle Diätfanatiker der Staatsfeind auf dem Teller. Anderslautenden Meinungen zum Trotz ist Cholesterin weder ansteckend (außer bei ungeschütztem Verkehr mit einer Schweinehaxe) noch gesundheitsschädlich. Entzöge man unserem Körper von jetzt auf gleich alles Cholesterin, würden wir wahrscheinlich auf der Stelle tot umfallen – und besäßen damit auch nicht so wunderbare Hormone, wie Kortison, Östrogen oder Testosteron. Übrigens: Da diese nicht wasserlöslich sind, haben sie meist auch eine länger anhaltende Wirkung. Damit müssen Frauen und Männer nun mal leben.

Wie sieht so ein Hormon aus?

Da es eine Reihe unterschiedlicher Hormone gibt, die unterschiedliche und unverkennbare Wirkungen entfalten, kann man davon ausgehen, dass jedes Hormon auch ein unterschiedliches und unverkennbares Aussehen besitzt. Und wer ein wenig Fantasie mitbringt, darf sich Oxytocin als ein ganz zartes Ding mit großen Kulleraugen und sanftem Blick vorstellen; ihm sieht man schon von Weitem an, wie anschmiegsam es ist. Androgen ist ein massiger brauner Bulle mit feurigem Temperament und scharrenden Hufen. Und Östrogen ist wie meine Chemielehrerin, faszinierend und mit einem Faible für große Brillen!

Hormone lassen uns ihre Launen spüren – aber uns von Angesicht zu Angesicht gegenübertreten, dass wir ihr Aussehen mal genauer studieren können? Da geben die Hormone sich geheimnisvoll und scheu. Um Aug in Aug mit einem Hormon seiner Wahl zu stehen, genügt es jedenfalls nicht, das Kindermikroskop herauszuholen und darunter einen Tropfen Blut zu betrachten. Um Hormone über das Blut nachzuweisen, braucht man eine ausgeklügelte Labortechnik – und eine nette Krankenversicherung, die bereit ist, diese Suchaktion zu bezahlen.

Einige hübsche Aufnahmen etwa gibt es von Östrogenkristallen, sie schimmern in bunten Farben. Die meisten Fotos sind aber weniger hübsch und zeigen die direkten und indirekten Folgen hormoneller Unregelmäßigkeiten, wie offene Wunden an den Beinen (Insulin), hervortretende Augäpfel (Schilddrüsenhormone) oder vor Wut zertrümmerte Computertastaturen (Testosteron).

Die Geburt und Wiedergeburt der Hormone

Hormone unterliegen einem ständigen Kreislauf aus Geburt, Sterben, Wiedergeburt und Wiedersterben. Sind sie kurz auf der Welt, bringen manche den Menschen ein wenig durcheinander. Allerdings erreicht eine Eintagsfliege im Vergleich zu einem Hormon ein methusalemisches Alter. Oft ist das Leben eines Hormons bereits nach Minuten wieder ausgehaucht. Nur einige, wie etwa Schilddrüsenhormone, überleben mehrere Tage.

Ausschlaggebend ist die sogenannte Halbwertszeit. Diesen Begriff kennen wir nicht erst seit den jüngsten Krisen um die unliebsamen Folgen der Atomkraft. Auch Maschinen, Pflanzen oder Mitmenschen unterliegen einem ständigen Abbau, dem man mehr oder minder tatenlos zusehen muss.

Im konkreten Fall handelt es sich um die biologische Halbwertszeit. Sie beschreibt die Zeitspanne, in der die Menge eines Stoffes, also in unserem Fall eines Hormons, durch Abbauprozesse oder Ausscheidung auf die Hälfte abgesunken ist.

Gute Kopfrechner können auch die Halbwertszeit des Alkoholgehalts im Blut nach feuchtfröhlichem Gelage und damit die eigene Fahrtüchtigkeit errechnen. Da dies ziemlich kompliziert ist, kann das Scheitern an der Berechnung auch als Zeichen gesehen werden, besser nicht mehr den Zündschlüssel umzudrehen und lieber ein Taxi zu nehmen.

Ein Hormon kommt selten allein

Solange Hormone nur produziert werden oder durch den Körper wandern, sind sie harmlos. Doch wehe, wenn sie losgelassen beziehungsweise angeheftet sind. Denn die Wirkung entfalten sie erst dann, wenn sie an ihre Zielzelle, besser gesagt an den für sie spezifischen Rezeptor, andocken. Dann wird die Botschaft der Boten entschlüsselt, laut verlesen und sorgt für Aufruhr im Königreich der Zielzelle.

Hormone gehen ungern zu Fuß und erreichen das gewünschte Zielorgan meist über ein Transportvehikel in der Blutbahn. Vor allem die kleineren Hormone – sie sind untrainiert und laufen zudem Gefahr, zu rasch abgebaut zu werden – begeben sich auf ihrer Reise gerne in die Obhut solcher Proteine, die ihnen ein komfortables Geleit durch den Körper geben. Hormone, die an ein Transportmolekül gebunden sind, müssen dann an dessen Zielzelle, quasi dem Busbahnhof, aussteigen.

Die Anreise und das Umrangieren nehmen einige Zeit in Anspruch, sodass die Wirkung der Hormone mit einer gewissen Verzögerung von ein bis zwei Stunden einsetzt. Für Kenner des Versand- und Transportwesens allerdings eine durchaus akzeptable Bearbeitungszeit.

Über Rückkoppelungsmechanismen wird zudem stets überprüft, ob und in welcher Menge das gewünschte Produkt vorliegt. Das funktioniert wie bei einem ganz simplen Thermostat: Ist die Körpertemperatur erreicht, der Blutzuckerwert wieder okay oder wurde ausreichend Testosteron für den morgendlichen Brunftschrei freigesetzt, so schalten sich die übergeordneten Zentren ab.

Der Tor-Taumel – Orgasmus der Fans

Jede Nation bekommt die Sportart, die sie verdient. Die US-Amerikaner haben Baseball, die Chinesen das Tischtennis und die Finnen ihr geliebtes Schneeschaufeln im volltrunkenen Zustand. Bei uns ist es der Fußball. Im Stadion verlieren sogar die deutschen Bundesbürger ihre steife Contenance. Auch den Schweizer Fußballfans kommt ein geflüstertes »Hurra« über die Lippen und die Österreicher jubeln auch ohne Tor, denn sonst kämen sie fast nicht dazu.

Die Vorgänge, die ein Tor der eigenen Mannschaft in unserem Körper auslöst, sind nicht viel anders als die Vorgänge während eines Sexualakts: Der Herzschlag erhöht sich, die Durchblutung wird angeregt, der Körper produziert Botenstoffe des Glücks. Das allerdings weniger wegen der erotischen Schönheit einer Flanke, sondern weil unser Körper nur begrenzte Möglichkeiten an Reaktionen hat – und die eine oder andere manchmal vermischt.

Für das Überleben des Individuums und die Erhaltung der Art sind nur einige wenige Triebe nötig, wie der Jagdtrieb, der Fluchttrieb und der Drang nach Fortpflanzung. Schöngeistige Beschäftigungen, wie das Betrachten eines Bildes, das Hören von Musik oder eben das Mitfiebern bei einem Fußballspiel, sind für die Natur irrelevant, nebensächlich. Sie sind nicht eingeplant, es gibt keine eigens für sie reservierten Körperreaktionen – und so borgen wir uns bei diesen Beschäftigungen einfach bewährte Körpervorgänge. Das kann für Chaos sorgen: Ein schönes Bild kann Beschützerinstinkte auslösen, bestimmte Musik uns in die Flucht schlagen und ein geschossenes Fußballtor so manchen glauben machen, er erlebe einen Orgasmus. Deshalb auch der Griff zur Zigarette und die Sauftour mit den Kumpels nach dem erfolgreichen Spiel.

Dieser erotische Vergleich ist nicht zu weit hergeholt: Bei Anhängern der Siegermannschaft steigt nachweislich der Testosteronspiegel im Blut an – also das männliche Sexualhormon. Noch Fragen?

Wer macht denn so was? – Die Drüsen

Der lateinische Ausdruck für sie ist »Glandula« – und wäre als Mädchenname weitaus ansprechender als die norddeutsche Koseform »Drüse«.

Zwar könnten theoretisch alle Zellen des Körpers bestimmte Hormone produzieren, doch die schöne Glandula hat sich auf genau diese Funktion spezialisiert. In den endokrinen Drüsen findet sich eine ganze Ansammlung von Hormonproduzenten. Sie geben den produzierten Stoff nicht wie die Schweiß- oder Speicheldrüsen nach außen ab (und damit oft unfreiwillig für die Umgebung erkennbar), sondern nach innen, also in die Blutbahn (und damit für die Umgebung nicht sichtbar, deshalb aber noch lange nicht weniger bedrohlich).

Ein paar Drüsen gefällig? Es gibt eine ganze Reihe hormonproduzierender Drüsen. Zu den prominentesten Organen zählen:

Das Gaspedal, genannt Schilddrüse

Die Schilddrüse sitzt nicht wie das Schild bei der Schildkröte am Rücken, sondern vorne in der Mitte des Halses. Sie produziert die beiden Hormone Thyroxin und Trijodthyronin – gute Freunde dürfen sie auch T3 und T4 nennen. Diese greifen regulierend in den Stoffwechsel, den Wärme- und Energiehaushalt ein. Die Unterfunktion der Schilddrüse ist eine der wenigen guten Ausreden, die man hat, wenn man einige Kilos zu viel auf die Waage bringt, obwohl man »täglich nur eine halbe Karotte« zu sich nimmt.

Zuständig für Stress und Sex: die Nebennieren

Adrenalin und Noradrenalin – diese Stresshormone werden im Mark der Nebennieren produziert, die über den Nieren liegen. Diese Hormone versetzen uns in Sekundenschnelle vom Ruhe- in den Alarmzustand. Damit haben sie uns zwar entwicklungsgeschichtlich in vielen Situationen den Kopf gerettet, kosten uns in der heutigen Zeit aber vor allem Nerven – und einige Jahre unseres Lebens. Denn allzu viel von dem Stress-Zeug im Blut kann ein durchschnittliches Herz-Kreislauf-System nur schlecht verkraften.

Die Nebennierenrinde wiederum produziert aus Cholesterin die Steroidhormone, wie Cortison und Aldosteron, aber auch Androgene beziehungsweise die Vorstufen der Geschlechtshormone von Mann und Frau. Zumindest in der Nebenniere ist also der Unterschied der Geschlechter zum Teil aufgehoben.

Nachwuchs erwünscht: Hoden und Eierstöcke

Die weiblichen Geschlechtshormone Östrogen und Progesteron werden im Eierstock gebildet, haben aber nicht nur auf den Monatszyklus und die Fortpflanzung Einfluss. Und bevor die männlichen Leser zustimmend nicken und sich bemitleiden: Ich spreche nicht von PMS. Vielmehr wirken Progesterone sich auf viele Vorgänge im Körper aus. Östrogen ebenso, sagt auch die Werbung, die die »Vielfalt der Wirkung des Hormons auf Haut, Knochen und Wohlbefinden« preist.

Ähnliches gilt für das im Hoden produzierte Hormon Testosteron. Wichtig zum Kinderkriegen. Ja. Aber es macht nun mal auch einen Mann zum Mann. Mit Glatze und allem, was dazugehört. Denn verdammt noch mal: Chuck Norris braucht keine Eier, die Eier brauchen Chuck Norris!

Hier sitzt die Chefin: die Hirnanhangsdrüse

Die Hypophyse ist nicht nur wichtige Schaltstelle im Hormonsystem, sie ist auch selbst im hormonellen Import-Export-Geschäft tätig und produziert zum Beispiel Wachstumshormone oder das Hormon Prolaktin, das für die Milchbildung in der Brustdrüse zuständig ist.

Chefsache: der Hypothalamus

Die süßesten Hormone bleiben natürlich der Chefetage vorbehalten. Oxytocin, auch als »Bindungs«- oder »Kuschelhormon« bezeichnet und Wehen auslösend, wird also im Hypothalamus produziert. Dieser Teil des zentralen Nervensystems ist die oberste hormonelle Regulationsinstanz. Auch das wichtige Antidiuretische Hormon zur Flüssigkeitsregulierung ist Chefsache.

Hormonproduzenten im Nebenerwerb

Neben »Hormonproduzent-Spezialisten«, wie auch der Nebenschilddrüse oder der Zirbeldrüse, gibt es eine Reihe von Organen, die hauptberuflich etwas ganz anderes machen und nur als zweites Standbein Hormone produzieren. Anscheinend sitzt die Furcht vor Arbeitslosigkeit aufgrund von Geringqualifizierung tief in uns drin.

Als hätte eine Bauchspeicheldrüse mit dem Herstellen von Verdauungssäften für die fette Weihnachtsgans oder ähnliche Leckereien nicht schon genug zu tun, produziert sie nebenbei auch noch das lebenswichtige Insulin. Eine Störung dieses Systems führt zur bekannten Volkskrankheit Diabetes. Ironischerweise sind vor allem die Weihnachtsgans-Esser davon betroffen: späte Rache einer überforderten Drüse.

Und dann gibt es noch Organe, die quasi nur als Hobby Hormone produzieren, sich damit jedoch nicht sonderlich intensiv beschäftigen. So bastelt das Herz sonntags gerne mal an einem Hormon zur Wasserausscheidung. Aber wie bereits erwähnt, können im Prinzip alle Zellen Hormone herstellen, sogar die bei ihren Besitzern gar nicht so beliebten Fettzellen.

Übrigens: Sind die »Drüsen wieder mal angeschwollen«, so meint man landläufig die Lymphknoten des Halses, die jedoch allesamt keine Drüsenfunktion haben, sondern zum Abwehrsystem des Körpers gehören. Wenn man alles so schnell einbürgern könnte wie falsche Begriffe, wäre die Welt wohl um einiges besser.

Von Geschlechtshormonen ins Leben gepeitscht

Der große kleine Unterschied

Die Kriterien, was Frauen, Männer und all jene, die sich dazwischen fühlen, ausmacht, werden am ehesten durch den vorherrschenden Zeitgeist definiert. Manchmal sollen, bis auf die paar Zentimeter zusätzlicher Schwungmasse zwischen den Beinen, de facto keine Unterschiede psychischer, gesellschaftlicher oder emotionaler Art zu finden sein. Und manchmal ist von derart konträr agierenden Wesen die Rede, dass man sie gleich auf zwei voneinander getrennte Planeten, wie den Mars und die Venus, verbannt.

So war man in den 1970er-Jahren noch versucht, Buben die Puppen wegzunehmen, so versuchte man in den 1990er-Jahren, den Mädchen die Puppen zu entreißen. Keine der Maßnahmen war von besonderem Erfolg gekrönt, denn sind die Kinder mal aus dem Haus, spielen sie mit was sie wollen.

Im beginnenden dritten Jahrtausend versucht die Gender-Bewegung hierzulande, wenn auch keine Gleichsetzung der Geschlechter, so zumindest eine Gleichstellung zu erzielen. Dies scheint die sympathischste Variante, denn dem Menschen tut es gut, anders zu sein und es auch zu dürfen. Noch hapert es an sprachlichen Kleinigkeiten, wie den gegenderten Formen der Wörter »Hebamme«, »Papst« oder »George Clooney«.

Rosarot oder himmelblau

In der für ihren Chauvinismus im gesamten Universum bekannten Menschheit galt es über die letzten Jahrtausende, bloß irgendwie einen männlichen Nachkommen zu zeugen. Der Einfallsreichtum war groß: So ließ man sich Zaubertränke mixen oder opferte eine Katze, um die Geister des Machismo milde zu stimmen. Die alten Griechen drehten sich beim Geschlechtsverkehr auf die rechte Seite, um einen Buben zu zeugen, die Franzosen banden sich noch im 18. Jahrhundert mit einem Faden den linken Hoden ab – sie vertrauten da ganz dem griechischen Philosophen Anaxagoras, der der Meinung war, dass sich die männlichen Samenfäden nur im rechten Hoden befinden. Die Erfolge blieben aus, immerhin konnte man neben einer annähernden 50-zu-50-Wahrscheinlichkeit einen schmerzhaften, blau verfärbten Hoden erreichen.

Heute weiß man: Mit der Befruchtung sind die Würfel gefallen. Liegen nun zwei X-Chromosomen vor, so ist der Weg zur Frau geebnet. Sind jeweils ein X- und ein Y-Chromosom vorhanden, ist ein Mann im Heranwachsen. Ob man diese Gegebenheiten beeinflussen kann, ist fraglich. Dennoch gibt es eine Reihe von Experten zu diesem Thema, wie Nachbarn, Schwiegereltern oder die BILD-Zeitung, die eine Unzahl möglicher »Verkehrs«-regeln ins Rennen führen: Mann oben bedeutet eher Mädchen, Frau unten eher Junge. Die Tipps sind verwirrend. Isst man zuvor Süßes, lockt das die Buben an, ernährt man sich von Salat, die Mädchen. Erfolgt die Kopulation in einem Rennauto, wird's ein Junge, spielt man währenddessen mit Puppen, ein Mädchen. Die Liste ließe sich ewig fortsetzen, würde dies nur annähernd Sinn machen.

Man kann aber, so man geschickt ist, die Wahrscheinlichkeiten ein wenig verschieben. Erfolgt die Befruchtung unmittelbar vor dem Eisprung oder kurz danach, so wird es eher ein Junge. Dies ist zumindest statistisch halbwegs gesichert und dürfte daran liegen, dass Spermien entweder mit einem X- oder einem Y-Chromosom beladen sind, die dann mit dem X-Chromosom der Eizelle entweder Mann oder Frau ergeben. Da das Y-Chromosom etwas leichter ist, sind auch die betreffenden Spermien etwas leichter, daher schneller und erreichen noch vor Sonnenaufgang ihr Ziel. Findet also der Wettkampf um die Befruchtung rund um den Eisprung statt, so haben die Spermien-Männer hier einen eindeutigen Vorteil. Dafür sind die »weiblichen« Spermien, die mit einem X-Chromosom beladen sind, langlebiger. Erfolgt der Verkehr der Geschlechter also einige Tage vor dem Eisprung, so haben die Damen hier die Nase vorn.

Garantien gibt es keine, denn so wie nicht alle Männer schnell sind und nicht alle Frauen hartnäckig, sind auch die X- und Y-Spermien nicht alle wie eines.

Die Gedanken sind frei? – Sexualhormone prägen das Gehirn!

Seit Anfang des 20. Jahrhunderts versuchen Forscher herauszufinden, ob es zwischen weiblichen und männlichen Gehirnen einen Unterschied gibt. Da es sich zumeist um männliche Forscher handelt, interessieren sie sich vor allem für all jene Eigenschaften und deren Ursachen, die sie als Männer nun mal nicht nachvollziehen können: Es muss doch im weiblichen Gehirn vergrößerte Hirnareale im Sprachzentrum und im Alles-Hinterfrage-Zentrum geben, man müsse doch verkümmerte Strukturen im Ist-doch-egal-Areal finden können … Tatsächlich wird man diesbezüglich ab und an fündig, und jede Woche enthüllt uns eine andere Zeitschrift, dass Männer doch vom Mars und Frauen von der Venus kommen, dass es morphologische Korrelate im Gehirn gibt, die die Fähigkeit des Mannes zum Einparken beweisen, wohingegen die komplexen Verschaltungen Frauen eher zum Ausparken befähigen. Eine Woche drauf ist wieder alles anders, aber egal, denn die Auflage der letzten Woche ist ja schon verkauft.

Es geschieht bereits in der frühen Entwicklung des Gehirns, in den ersten Wochen im Mutterleib: Die Hoden des männlichen Fötus produzieren Testosteron, während der Eierstock beim weiblichen Fötus keine wesentlichen Mengen an Sexualsteroiden bildet. So bewirkt das männliche Geschlechtshormon Testosteron sogenannte »organisatorische« Effekte im Gehirn und legt damit den »Grundstein« für ein männlich-differenziertes Gehirn. Analog dazu legt der Mangel an Geschlechtshormonen beim weiblichen Fötus den Grundstein für die weibliche Differenzierung des Gehirns. Was jedoch nicht heißt, dass Männerhirne von Sex-Botenstoffen designt, Frauenhirne alleine durch das betörende Rauschen des Fruchtwassers geformt wurden.

Erst während der Pubertät ist das weibliche Gehirn zum ersten Mal einer hohen Dosis an Sexualhormonen ausgesetzt, da die Keimdrüsen ja – im Gegensatz zum männlichen Organismus – im Mutterleib de facto nicht aktiv waren.

Zahlreiche Studien zeigen, dass die Geschlechtshormone das Gehirn lang anhaltend beeinflussen, und zwar sowohl in seiner Funktion wie auch in seiner Struktur. Es wird also nun umprogrammiert oder anders gesagt fertigprogrammiert. Die geschlechtsspezifische Differenzierung des Gehirns wird abgeschlossen. Das klingt für Kinder und Eltern beunruhigend, ist es jedoch nicht. Im Gegenteil: Nun bekommt vieles endlich seinen Platz. Wollte man als Kind partout nicht mit Kindern des anderen Geschlechts spielen, weil man die einfach nur »blöd« fand, ohne zu wissen, warum eigentlich, so kommt nun die Erkenntnis: Die sind zwar »blöd«, aber irgendwie »geil«. Nun kann man also einordnen, wer man ist, wo man steht und was die Aufgabe im Leben zu sein scheint: Man geht auf die Jagd nach blöden Menschen.

Die ersten Jahre

Breite Schultern, schmales Gesäß, kräftige Muskeln und eine tiefe, sonore Stimme. All das macht einen Mann attraktiv. Zumindest für viele Frauen und einige Männer. Für andere potenzielle Partner stehen eher die dicke Brieftasche, eine schmale Vergangenheit, gute Beziehungen und ein tiefergelegtes Fahrzeug im Vordergrund. Die Geschmäcker sind eben verschieden.

Verantwortlich für die körperlichen Merkmale jedenfalls ist das Testosteron. Es gehört zur Gruppe der Androgene, der männlichen Sexualhormone, und sorgt unter anderem für die Lust auf Sex. Übrigens auch bei Frauen. Denn es wird nicht nur im Hoden, sondern in geringer Menge auch in der Nebennierenrinde und den Eierstöcken gebildet.

Dort wird auch das Östrogen produziert, das gemeinsam mit dem Gelbkörperhormon, dem Progesteron, zu den weiblichen Geschlechtshormonen zählt.

Entdeckt wurden die Sexualhormone in den 1920er- und 1930er-Jahren. Neueste Forschungen gehen aber davon aus, sie aber auch bereits davor gegeben hat.

Embryo unter Hormoneinfluss

Bereits in der siebenten Schwangerschaftswoche ist bei den werdenden Buben der Hoden vollständig angelegt, bis zur zehnten Woche die Eierstöcke der Mädchen. Ein Gynäkologe könnte theoretisch bereits zu diesem Zeitpunkt im Ultraschall erkennen, welche Babywäsche eingekauft werden soll, verweigert es jedoch, da er nicht die Kosten für rosa Rüschensöckchen übernehmen möchte, die die Eltern einklagen, wenn es dann doch ein Bub wird. Wer auf Nummer sicher gehen will, sollte erst nach der Geburt einkaufen gehen. Dann kann auch das Kind aussuchen, was ihm gefällt.

Ab dem Moment, in dem die Drüsen da sind, beginnen sie auch schon mit ihrer Arbeit, und erstmals kommen die Geschlechtshormone Testosteron (mehr) und Östrogen (weniger) ins Spiel. Diese Hormone bewirken die Entwicklung der inneren und äußeren Geschlechtsorgane. Bis zum ersten Geburtstag produzieren Hoden oder Eierstöcke die jeweiligen Sexualhormone. Dann ist Pause. Der junge Erdenbürger hat nun erst einmal bis zur Pubertät Zeit, sich zu entwickeln und halbwegs in der Welt zurechtzufinden, bevor Östrogen, Progesteron und Testosteron sich seiner annehmen und ihm die Welt wieder zu einem undurchschaubaren Ort machen und jenen schlechten Einfluss ausüben, vor dem uns unsere Eltern immer gewarnt haben.

Ruhe vor dem pubertären Sturm

Tatsächlich könnte man diese Zeit als »Ruhe vor dem Sturm« bezeichnen. Sogar nach Sigmund Freud, der für nahezu jedes Lebensalter mindestens zwei Neurosen als Erklärungsmodell parat hatte, gibt es nach der oralen, der analen und der phallischen Phase so etwas wie eine Erholungszeit: die »Latenzperiode« zwischen dem sechsten und zwölften Lebensjahr. Während dieser Zeit sei zwar, so die psychoanalytische Theorie, sexuelle Energie vorhanden, diese werde jedoch in andere Kanäle gelenkt: in soziale Beziehungen, die Entwicklung von Ich und Über-Ich und letztlich auch in den Aufbau intellektueller Fähigkeiten. Man kann sich vorstellen, welche Kräfte hier freigesetzt werden, wenn die Triebenergie für die persönliche Weiterbildung eingesetzt wird. Ein Prinzip, das sich auch asketisch lebende Menschen zunutze machen, um durch Enthaltsamkeit zu höherer Einsicht zu gelangen. Dummerweise befinden sich diese Menschen nicht in einer hormonellen Latenzphase und das Testosteron klopft permanent und aufdringlich an die zölibatäre Türe.

Kinder können sich in diesem Alter jedoch noch weitgehend frei von den launischen Auswüchsen der Sexualhormone jenen Dingen widmen, die ihre Persönlichkeitsentwicklung fördern: das Erreichen des nächsten Levels bei »Super Mario« oder die Fähigkeit, auf Kommando zu rülpsen.

Der Schweizer Entwicklungspsychologe Jean Piaget konnte jedoch auch zeigen, dass sich bei Kindern dieses Alters das Realitätsverständnis drastisch ändert. Ab dem siebenten Lebensjahr erwerben sie zunehmend die Fähigkeit zum abstrakten Denken. Nun kann sich das Kind vorstellen, dass etwa beim Umfüllen von Flüssigkeit aus einem schmalen, hohen in ein breites, flaches Gefäß die Menge der Flüssigkeit sich nicht ändert und auch nicht die Flüssigkeit selbst. Im Erwachsenenalter verliert man diese Fähigkeit jedoch wieder und so greift man im Supermarkt gezielt zu den großen, teureren Verpackungen, die nur so aussehen, als ob mehr drin wäre als in der kleineren, günstigeren Verpackung daneben.

Das soll nicht heißen, dass uns der Einfluss der Hormone dumm macht. Aber es hilft, wenn man eine Zeit lang nicht auf deren oft unberechenbaren Launen angewiesen ist.

Startschuss zum Irrsinn

Wie gesagt: Bevor uns der Hormonsturm erfasst, können wir uns noch etwas ausruhen. Man geht davon aus, dass in der Zeit vor der Pubertät ein negativer Feedback-Mechanismus vorliegt – dadurch wird jenes Zentrum im Hirn unterdrückt, das für den Fortschritt der Pubertätsentwicklung verantwortlich ist. Die Entwicklung wird also quasi über Jahre in Schach gehalten. Bis sich die Hirnanhangsdrüse zu einem bestimmten, individuell recht unterschiedlichen Zeitpunkt nicht mehr davon abbringen lässt, ihre Arbeit zu tun und die nötigen Schritte in Richtung Erwachsensein einzuleiten. Bis dahin produziert gerade mal die Nebenniere bei Kindern schwach wirkende Androgene, die im Organismus auch zu Östrogen umgewandelt werden.

Pubertät – volle Breitseite Hormonbeschuss

Was genau löst Pubertät aus? Wissenschaftler rätseln: Ist es ein Gen? Ein Hormon aus der Nebenniere? Oder rufen sie die Eltern herbei, wenn sie die Launenhaftigkeit ihrer neunjährigen Sprösslinge mit einem drohenden »Da merkt man schon die Pubertät« kommentieren? Tatsache ist: Jeder muss da mal durch.

Pubertät beginnt im Kopf …

… auch wenn man anderes vermuten würde. Denn es ist der Hypothalamus, der der Hirnanhangsdrüse das Signal gibt, den Geschlechtsdrüsen das Signal zu geben, die Sexualhormone zu produzieren. Weit mehr als nur ein Vier-Augen-Prinzip, viele Zwischenstufen, die jedoch dafür Sorge tragen, dass die Hormonabgabe kontrolliert erfolgt.

Neue Erkenntnisse sprechen dafür, dass das Hormon Kisspeptin den Startschuss in die Pubertät geben könnte. Entdeckt wurde der im Hypothalamus gebildete Neurotransmitter übrigens in Hershey, Pennsylvania, und von den Forschern nach der dort hergestellten »Hershey-Kiss«-Schokolade benannt. So viel zum Thema unnützes Wissen. Der Botenstoff dürfte eine wichtige Rolle im Zusammenspiel zwischen Gehirn, Nebenniere und Geschlechtsdrüsen spielen. Kisspeptin wird unter dem Einfluss des Pubertäts-Gens GPR 54 gebildet, sodass man nun glaubt, möglicherweise den »genetischen Schalter« für das Einsetzen der Pubertät gefunden zu haben.

Zwischen dem neunten und 15. Lebensjahr bei Burschen beziehungsweise dem achten und 14. Lebensjahr bei Mädchen beginnt das, was die Kinder sehnsüchtig erwarten und die Eltern fürchten: der Umbau des niedlichen Kindes in einen nicht mehr ganz so niedlichen Teenager.

Reif schon in der Kindertagesstätte?

Dabei dürfte das Pubertätsalter heute weitaus niedriger liegen als noch ein paar Generationen zuvor. Denn im 19. Jahrhundert gelangten Mädchen erst zwischen 15 und 17 Jahren allmählich zur Geschlechtsreife. Wie sie dann bereits mit 30 Jahren 24 Kinder zur Welt gebracht haben konnten, ist heute nur noch schwer zu begreifen.

Bevor der kindliche Körper damit beginnen kann, auf die Erwachsenen-Version upzugraden, muss er erst einmal kräftig genug sein. Ein Körperfettanteil von rund 20 Prozent und der fast vollständige Abschluss des Längenwachstums scheinen Voraussetzungen für das Einsetzen der Pubertät zu sein. Schließlich will der Körper sicherstellen, dass er über genügend Reserven für die Fortpflanzung verfügt. Sowohl beim starken Geschlecht als auch bei den Männern. So sehen Experten in der allzu reichlichen Ernährung einen der Gründe, warum unser Nachwuchs heute früher in die Pubertät kommt. In den USA sollen mittlerweile mehr als zehn Prozent der siebenjährigen Mädchen erste Anzeichen einer Pubertät haben. Haben die Kinder lateinamerikanische oder schwarzafrikanische Wurzeln, so ist diese Zahl noch deutlich höher. Und die Jungs stehen ihnen bei dieser Entwicklung um nichts nach: Laut einer Studie des US-Instituts »Pediatric Research in Office Settings« (PROS) kommen auch sie im Schnitt zwischen sechs Monaten und zwei Jahren früher in die Pubertät als noch vor einigen Jahrzehnten.

Nicht nur die Ernährung hat Einfluss auf den Eintritt der Pubertät. Auch Kinder aus schwierigen sozialen, aber auch familiären Verhältnissen sollen früher in die Pubertät kommen. Wahrscheinlich signalisiert der Körper: möglichst schnell raus hier.

Ob diese Ergebnisse aus den USA auch für Mitteleuropa gelten? Wo wir doch so völlig anders sind? So europäisch. Wir fahren keine benzinfressenden SUVs. Wir essen keine gentechnisch veränderten Fast-Food-Burger. Wir rauchen, wo wir wollen … Okay, vielleicht sind wir doch schon Amerikaner.

Amerikanische Kinder essen zwar noch lieber als unsere, aber auch hierzulande findet sich eine ähnliche Entwicklung. Die Kinder pubertieren immer früher. Spätestens dann, wenn uns sonores Bass-Geschrei aus den Kinderwägen entgegenschallt, sollten wir uns Gedanken machen.

Im Rahmen eines EU-Projekts an der Berliner Charité wurden 1840 Mädchen zwischen dem zehnten und 15. Lebensjahr nach ihrer ersten Regelblutung befragt, und es wurden ihre Körpergröße und ihr Gewicht gemessen. Es zeigte sich, dass dickere Kinder mit hohem Body Mass Index (BMI) durchschnittlich rascher in die Pubertät kommen. Mädchen mit starkem Untergewicht müssen hingegen länger warten. Das hat mit dem Hormon Leptin – zuständig für unser Hungergefühl – zu tun, das hier federführend sein dürfte. Denn es wird von den Fettzellen selbst gebildet und gibt dem Hypothalamus im Gehirn Bescheid, wie viele Fettreserven dem Körper zur Verfügung stehen. Gibt's zu wenig Leptin, gibt's auch keine Pubertät.

Für übergewichtige Buben sieht das jedoch anders aus: Fettpölsterchen verzögern die Entwicklung, da ein Enzym in den Fettzellen Testosteron in Östrogen umwandelt. So sind sie später dran als ihre Geschlechtsgenossen.

Frühe Pubertät durch Milch, Fernsehen und gestresste Mütter

Eine Untersuchung zum Einfluss der Ernährung konnte zeigen, dass die vermehrte Aufnahme von Eiweiß die Pubertät in Gang zu bringen scheint (Dortmunder »DONALD-Studie«). Allerdings muss diese vermehrte Eiweiß-Aufnahme über eine Dauer von mindestens zwei Jahren passieren. Zu diesem Thema brauchen wir uns also nicht allzu viele Gedanken zu machen. Kinder, die sich vorwiegend von Eiweiß ernähren, sind hierzulande eher in der Minderzahl – ist es doch weder im Energy-Drink noch in der Salami-Pizza in relevantem Ausmaß enthalten.

Dann gibt es noch die Stoffe aus der Nahrung, die für den entsprechenden pubertären Hormonkick sorgen und die Entwicklung vorverlegen. Das sind konkret östrogenähnliche Substanzen, sie sind in Lebensmitteln enthalten. Etwa die umstrittene Chemikalie Bisphenol A, die als Weichmacher in Plastikprodukten verwendet wird, für die Beschichtung von Getränke- und Konservendosen und das Thermopapier der Kassenzettel. Bisphenol A findet sich daher letztlich auch in unserer Nahrung – und dafür muss man nicht erst den Kassenbon essen. Zwar ist das Zeug für die Verwendung in Babyflaschen schon verboten, Teenager und Erwachsene nuckeln jedoch nach wie vor an dem Weichmacher.

Auch zu wenig Melatonin, also unser Relax-Hormon, kann eine frühe Pubertät begünstigen. Melatonin wird dann ausgeschüttet, wenn die Dunkelheit hereinbricht und der Körper das Signal zum

Schlafen bekommen soll. Abends in das bläuliche Licht der Glotze zu schauen, kann dabei hinderlich sein, auch wenn viele Menschen gerade vor dem Fernsehgerät einschlafen. Langweilige Unterhaltung scheint nur offensichtlich stärker auf uns zu wirken als so manche Hormone. Doch zurück zu den Forschern: Einige gehen davon aus, dass die frühere Reife der Kinder möglicherweise auch durch einen urbanen Lebensstil mit entsprechend hohem Medienkonsum einhergeht; zumindest die körperliche Reife. Wer ist also schuld an der verfrühten Pubertät? Die Chemiker mit ihren Weichmachern? Die Glotze? Die fortschreitende Urbanität? Die Milch? Nicht allein das: Letztlich soll auch eine erhöhte Stressbelastung der Mütter in der Schwangerschaft die Kinder in eine verfrühte Pubertät treiben, sagen einige taktlose Forscher. Aber wir wollen nicht noch mehr Öl ins Feuer der mütterlichen Schuldgefühle gießen und den ohnehin schon über die Maßen besorgten Schwangeren diese Bürde auch noch aufhalsen. Stattdessen: Themenwechsel.

Der Irrsinn selbst: die Pubertät

Der große Philosoph der Aufklärung, Jean-Jacques Rousseau, beschreibt die Pubertät in seinem Erziehungsroman »Emile« als »zweite Geburt«. Der große Arzt der Aufklärung, Dr. Jochen Sommer, beschreibt die Pubertät in seiner Erziehungszeitschrift »Bravo« als »Zeit, in der die Gefühle verrückt spielen«. Die wohl treffendste Beschreibung dieser schwierigen Lebensphase findet sich in dem klugen Satz »Eltern sind peinlich!«.

Durch Heerscharen von Botenstoffen wird ein Umbau in Gang gesetzt, bei dem kaum ein Stein auf dem anderen bleibt. Obwohl sich eigentlich nur der Körper des pubertierenden Kindes verändert, scheint sich der Umbau fast genauso massiv auf das direkte Umfeld zu übertragen. Fast so, als ob Pubertät ansteckend wäre, kommt es zur emotionalen Labilität des gesamten Familienclans. Zwar sind es nicht genau dieselben Hormone, die für den seltsamen psychischen Zustand der Eltern verantwortlich sind, doch das Wechselbad von Glücks-, Stress- und Megastress-Hormonen wird zumindest indirekt von den Sexualhormonen des hoffnungsvollen Nachwuchses initiiert. Die Erziehungsberechtigten fühlen sich ihrer Berechtigung beraubt und stehen weitaus fassungsloser vor den physischen und psychischen Veränderungen als die Veränderten selbst.

Um der Lage dennoch irgendwie Herr zu werden, steckt man die Grenzen enger und hält die mal völlig abwesenden, mal völlig durchgeknallten Teenager an der kurzen Leine oder zumindest an der elektronischen Fußfessel. Alleine, es bringt nichts. Sagt zumindest der dänische Familientherapeut Jesper Juul: »In der Pubertät fangen Eltern oft an mit einer Art Turboerziehung, um in letzter Minute noch alles richtig zu machen. Das kann nicht funktionieren. Jetzt kommt es auf die Beziehung an.« Denn Pubertät sei eine Tatsache, keine Krankheit. Also gibt's auch keine Tabletten dagegen.

Pubertieren ja, aber kontrolliert: die Pubertät bei Mädchen

Bei der weiblichen Pubertät schüttet die kleine Hypophyse zwei wesentliche Botenstoffe aus: das follikelstimulierende (FSH) und das luteinisierende Hormon (LH). Beide werden als Gonadotropine bezeichnet und steuern einerseits die Produktion der Geschlechtshormone Östrogen und Progesteron im Eierstock, andererseits den Monatszyklus mit dem Eisprung.

Der Anstieg des Spiegels an Sexualhormonen im weiblichen Körper führt zu einigen grundlegenden Veränderungen: Eines der empfindlichsten Organe für das Östrogen im Blut ist sicherlich die Brustdrüse, die nun zu wachsen beginnt. »Thelarche« nennt sich der Vorgang und bedeutet so viel wie Brustknospung; die Brust beginnt nun zu wachsen und damit auch die Verunsicherung, wie sie denn wohl in vollendetem Zustand aussehen wird: wie die von Mama (»Naja, wenn's denn sein muss …«), wie die von Oma (»Bekomm ich jetzt auch so viele Falten?«) oder wie der Busen von Papa (»Ich werde auch immer brav sein, nur das nicht!«).

Zum Glück gibt es Fernsehsendungen, die den verunsicherten jungen Frauen die Angst nehmen und die wichtige Botschaft vermitteln, dass es nicht auf die Größe der Brust ankommt. Schließlich gibt es die Segnungen der plastischen Chirurgie.

Auch die Wachstumsfugen der Knochen sind sehr empfindlich gegenüber den Östrogenen. Es kommt also zu einer Erhöhung des Längenwachstums und damit auch der Verunsicherung, denn »Omi hat mir einmal gesagt, dass Männer keine zu großen Frauen mögen. Aber auch keine zu kleinen. Ob hier auch ein plastischer Chirurg helfen kann?«

Das ebenfalls im Eierstock gebildete Testosteron, also das männliche Geschlechtshormon, und auch die in den Nebennieren produzierten Androgene sorgen für die Schambehaarung (Pubarche). Diese sichtbaren Zeichen des Heranwachsens werden von der Pubertierenden vorerst mit einer gewissen Freude und Genugtuung registriert – bis sich schon die Wolken der Verunsicherung erneut über dem Kopf des Teenagers zusammenbrauen: Denn grade mal augenscheinlich vom Mädchen zur Frau geworden, gilt es heute als völlig uncool, Achselhöhlen und Bikinizone dem hormonellen Wildwuchs zu überlassen. Grade erst gesprossen, wird den Schamhaaren mit Einwegrasierern, Epilierern oder einem Brazilian Waxing der Garaus gemacht. Pubertieren ja, aber kontrolliert.

Nach eineinhalb bis zwei Jahren kommt es zur ersten Menstruationsblutung (Menarche). Dies ist auch ein Ausdruck der Empfindlichkeit der Gebärmutterschleimhaut, also des Endometriums, auf die Östrogene. Zu diesem Zeitpunkt ist das Pubertätswachstum am stärksten ausgeprägt. Nach etwa drei Jahren ist die Pubertät abgeschlossen. Aus dem kleinen Entchen ist ein Schwan geworden. Und erfahrene Schwimmer am Badeteich wissen, dass man die nicht reizen sollte.

Männerstimme aus Kindermund: die Pubertät bei Jungen

Das erste Zeichen der beginnenden Pubertät ist das Wachstum des Hodens, wohingegen die Zunahme der Penislänge noch etwas auf sich warten lässt. Ein für viele Jungs anfangs beunruhigender Zustand. Allerdings ist ohnehin alles in dieser Zeit beunruhigend: Ist bei mir alles normal; geht das nicht viel zu langsam (häufige Angst) oder zu schnell (seltene Angst); bekomme ich nun am ganzen Körper Pickel, wie die bemitleidenswert aussehenden Schüler aus der oberen Klassenstufe; bleiben mir diese Pickel erhalten, wie bei diesem bemitleidenswert aussehenden Lehrer der oberen Klassenstufe; darf ich noch mit Lego spielen oder muss ich schon zu rauchen anfangen; und kann meine Bettdecke nun schwanger werden?

Nachdem die Hoden an Größe zugenommen haben (sie müssen ja mit der Produktion des Testosterons nun ganze Arbeit leisten) kommt es zum Auftreten der Schambehaarung, wobei sich die Frage nach dem Brazilian Waxing erst später stellt. Zu meiner Schulzeit galt der Flaum an der Oberlippe zumindest kurzfristig als deutliche Kampfansage an die Kommilitonen: »Ich bin ein Mann«, bevor er rasch der ersten blutigen Rasur zum Opfer fallen musste.

Das Körperwachstum ist bei Jungen ein eher spätes Pubertätsmerkmal. Im Gegensatz zu den Mädchen, die bereits zuvor fast schon ihre endgültige Größe erreicht haben, findet man hier Menschen vor, die zwar so aussehen wie Männer, so klingen wie Männer und auch so viel rauchen wie Männer, aber noch immer so groß sind wie Kinder. Dafür ist im Teenageralter noch lang nicht aller Tage Abend, was das Wachstum betrifft. Die Jungs dürfen sich ruhig entspannt zurücklehnen, da geht noch einiges an Größe. Gilt übrigens auch für den Penis, was die Burschen sicher mehr interessiert.

Die Pubertät des Mannes dauert nicht, wie häufig angenommen, vom zehnten Lebensjahr bis zur Rente, sondern sollte ebenso nach zweieinhalb bis drei Jahren vorüber sein. Das Ende ist definiert durch das Erreichen des typisch männlichen Aussehens (kann man sehen), das weitgehende Erreichen der Körperzielgröße (kann man messen) und die Reproduktionsfähigkeit mit den ersten Samenergüssen (kann man waschen).

Stimmbruch und Bartwuchs

Nicht nur Politiker kommen nach den Wahlen in den Stimmbruch, auch heranwachsende Buben während der Pubertät, deren Testosteronspiegel mittlerweile durchaus beachtliche Ausmaße annimmt. Der Umfang des Kehlkopfes vergrößert sich um rund 40 Prozent, die Stimmlippen werden dicker und verlängern sich von etwa zwölf auf 20 Millimeter.

Bald schon kann der junge Mann »Ich will aber noch nicht schlafen gehen« eine Oktave tiefer sagen, womit er jedoch auch nicht mehr Eindruck auf die Eltern macht. Da die Stimmlippen nicht in gleichem Ausmaß wachsen, kommt es zu dem für Außenstehende mitunter recht belustigenden Überschlagen der Stimme. Auch Mädchen durchleben einen Stimmbruch, das geringer vorhandene Testosteron sorgt jedoch nur für ein Wachstum der Bänder um bis zu drei Millimeter. Aber eine Terz tiefer kann ihre Stimme durchaus werden.

Je mehr Testosteron im Blut, desto tiefer die Stimme. Das macht angeblich auch attraktiver. Zwar lässt ein sonorer Bass nicht darauf schließen, ob ein potenzieller Partner nun fürsorglich oder humorvoll ist. Aber er signalisiert, dass hier viel männliches Geschlechtshormon im Spiel war. Und so ein Testosteronbolzen scheint geeignet, eine Familie zu ernähren oder Angreifer abzuwehren. Wenn man Pech hat, handelt man sich mit dieser Wahl allerdings einen Choleriker ein, der schnaubend auf der Wohnzimmercouch sitzt.

Besonders interessant ist die Entwicklung der Stimme für Knabenchöre. Die Wiener Sängerknaben, die Leipziger Thomaner oder Justin Bieber scheuen das Testosteron wie der Teufel das Weihwasser. Das Karriereende ist vorprogrammiert und selbst die ehrgeizigsten Eltern lehnen eine Kastration ab.

Zumindest kann man Prognosen abgeben. Der ehemalige Thomaner und nunmehriger Hals-Nasen-Ohren-Arzt des Knabenchors Michael Fuchs erkannte, dass 16 Monate nach dem ersten Ansteigen des Testosteronspiegels im Blut Schluss mit der glöckchenhaften Knabenstimme ist. Eine recht verlässliche Methode, um für den Chorbestand vorauszuplanen. Dafür müssten die Kids jedoch in regelmäßigen Abständen zur Blutkontrolle. Und wer weiß, welche Substanzen da noch alle zum Vorschein kämen.

Da generell der Stimmbruch bei den Jungs heutzutage recht früh einsetzt, wird es zunehmend schwieriger, die Chöre über das Kindergartenalter ihrer Mitglieder hinaus zu retten. Vielleicht befindet man sich bald in einer ähnlichen Situation wie die katholische Kirche, die mit mangelndem Priesternachwuchs zu kämpfen hat. Auch hier lautet die Botschaft: Lasst auch die Mädels rein. Den Chören sei gesagt: Der durchschnittliche Hörer hat ohnehin Schweinsohren und merkt den Unterschied nicht.

Für konservative Puristen könnte jedoch diese Information hilfreich sein: Im Gegensatz zu den Mädchen pubertieren dickere Buben erst später, da im Fettgewebe die männlichen Hormone teilweise in Östrogene umgewandelt werden. Also auf, ihr Chorleiter, auf zum fröhlichen Mästen eurer Schützlinge!

Pubertärer Hormonsturm im Gehirn

Als ob die körperlichen Veränderungen für einen durchschnittlich belastbaren Teenager nicht schon genug wären, kommt es auch zu einer Menge psychischer Umstellungen. Denn mit dem Einsetzen der Pubertät wächst bei den Jungen ein entwicklungsgeschichtlich sehr alter Teil im Gehirn: der Hippocampus mit seiner seepferdchenartigen Struktur, die zum emotionalen Netzwerk des limbischen Systems gehört. Vermutlich liegt's am raschen Wachstum des Hippocampus, dass die Jungs in diesen Jahren draufgängerischer agieren. Bei den Mädchen lässt der erste Hormonschub hingegen den Mandelkern, die Amygdala, ausreifen – jenes Areal, das sich mit der Bewertung von Gefühlen beschäftigt und auch Ängste auslösen kann.

Das Frontalhirn, das für die Impulskontrolle zuständig ist, hinkt dem raschen Wachstum des Hippocampus und der Amygdala jedoch nach und kann somit die ungestümen Gefühlswallungen nur unzureichend abpuffern. Wenig überraschend reifen auch jene Zentren langsamer, die für die Motivation zuständig sein sollen; Antriebslosigkeit und Entscheidungsschwäche dürften ihren Ursprung in den noch nicht ganz fertiggestellten Hirnzentren haben.

Eben noch ein niedliches, fröhliches Kind, hat man jetzt also da einen unmotivierten, draufgängerischen, emotional äußerst labilen, jedoch auch ängstlichen Teenager zu Hause auf der Fernsehcouch sitzen, der mit Hormonen, Salzgebäck und Softdrinks seine Pickel füttert. Genießen Sie diese Zeit. Denn zehn Jahre später wird die verwaiste Fernsehcouch sauber und ohne Krümel nicht mehr das sein, was sie einmal war.

Wechselgebadet: die hormongesteuerte Frau

Der weibliche Zyklus – nützliches Regel-Werk

Es ist im Prinzip ganz einfach: In der ersten Monatshälfte soll ein Partner gesucht werden, dann wird befruchtet und in der zweiten Hälfte möchte sich der Körper auf die potenzielle Schwangerschaft vorbereiten. Punkt. Das moderne Leben sieht jedoch andere Pläne vor – und so kommt es oft zu Konflikten zwischen der Moderne und dem Leben.

Frauen, die es zustande bringen, im Einklang mit sich selbst, ihrer Weiblichkeit und ihrem Umfeld zu stehen, können diesem wellenförmigen Hormon-Flow durchaus etwas abgewinnen, richten ihr Dasein nach den Anforderungen des natürlichen Rhythmus. Andere halten sie jedoch für eine ziemliche Zumutung.

Menstruation Surprise – Periode eins

Sollten Sie Eltern eines Mädchens sein, dann erfolgt die erste Regelblutung, die Menarche, im Schnitt mit dem zwölften Lebensjahr. Sollte das bei einem Buben passieren, sehen Sie noch mal gründlich nach und überlegen Sie sich einen alternativen weiblichen Vornamen.

Zum Zeitpunkt der Geburt sind in jedem der beiden Eierstöcke des jungen Mädchens bereits rund 400 000 unreife Eier angelegt. Sie warten geduldig auf ihren großen Auftritt. Neue kommen nicht hinzu. Gegen Ende der Pubertät verläuft der Zyklus ovulatorisch. Das bedeutet, dass nun auch ein Eisprung stattfindet. Das bedeutet jedoch nicht, dass die Zeit davor vor Schwangerschaft schützt. Überwacht und gesteuert wird dieser monatlich wiederkehrende Zyklus zuerst vom Gehirn und später vom Frauenarzt, der das durch das Verschreiben der Pille auch kann.

Und monatlich grüßt das Murmeltier

Ich möchte kurz in Erinnerung rufen, was die meisten im Biologieunterricht wahrscheinlich verschlafen haben, da sie sich eher um die praktische Umsetzbarkeit denn um den theoretischen Hintergrund der Fortpflanzung Gedanken gemacht haben.

Von der Hirnanhangsdrüse, der Hypophyse, die wie ein Stiel am Zwischenhirn baumelt, wird das follikelstimulierende Hormon (FSH) ausgeschüttet. Es gibt das Signal: »Ja, richtig verstanden, es soll jetzt im Eierstock ein Follikel stimuliert werden.« Also das Eibläschen, in dem sich die Eizelle befindet, die dann, wenn sie so weit ist, springen soll. Mit Beginn der Geschlechtsreife reifen jeden Monat, unter dem Einfluss des FSH, Eizellen in diesen Follikeln heran.

Der Eierstock und auch die Wand des Eibläschens produzieren mit dessen zunehmender Größe in den ersten zwei Wochen des Zyklus Östrogene.

Das kontrollsüchtige Gehirn misst ununterbrochen, gleich einem Koch mit Bratenthermometer, wie viel von diesem weiblichen Geschlechtshormon im Körper kursiert. Überschreitet der Wert eine bestimmte Grenze, so gilt das Ei als »reif«. LH wird ausgeschüttet, der Follikel platzt und die Eizelle springt ins kalte Wasser beziehungsweise in den Eileiter, jenen Schlauch, der Richtung Gebärmutter führt. Dort und nicht etwa in den Diskotheken, den Restaurants oder schummrigen Büros findet das erste Rendezvous statt, das biologisch erste Zusammentreffen von Mann und Frau.

Meist gelingt es nur einer einzigen befruchtungsfähigen Eizelle, aus dem Eierstock in den Eileiter ausgestoßen zu werden. Dieser Eisprung erfolgt etwa am 14. Tag des Zyklus und kann von sehr feinfühligen Frauen auch als »Mittelschmerz« wahrgenommen werden. Die meisten brauchen jedoch, auch wenn sie »ihren Körper kennen«, technische Hilfsmittel, um das mitzubekommen.

In Anbetracht der großen Zahl an Eizellen und der noch viel größeren Zahl an Samenzellen, von denen jeweils meist nur eine einzige zum Zug kommt und zu neuem Leben führt, dürfen wir uns alle, die wir uns auf dieser Welt befinden, ohne Übertreibung als Sieger fühlen.

Nach dem Eisprung bleibt im Eierstock ein kleiner Krater zurück, der erst rot, dann gelb ist. Dies ist der Gelbkörper, der das Gelbkörperhormon Progesteron produziert. Es gibt der hoffnungsvoll zur Suche nach einem männlichen Pendant in die große weite Welt des Eileiters ausgesandten Eizelle Schützenhilfe. Es sorgt nämlich dafür, dass sich, für den Fall eines erfolgreichen Zusammentreffens mit einem Spermium und damit einer Befruchtung, der Embryo in die Gebärmutter einnisten kann.

Die Schleimhaut im Uterus wird dicker und gut durchblutet, ist in dieser Phase also bereits als »Nest« angelegt. Nun beginnt angespanntes Warten, ob die Maßnahmen im wahrsten Sinn des Wortes »gefruchtet« haben. Auch die Brust ist gespannt, denn vielleicht wird sie bald gebraucht.

Kommt es aus für die Hormone nicht ganz einzusehenden Gründen in den ersten acht Tagen nach dem Eisprung nicht zur Befruchtung und zur Einnistung, so wird die »Operation Fortpflanzung« abgebrochen. Der Gelbkörper bildet sich zurück und produziert demnach auch keine Hormone mehr, sodass auch die Schleimhaut wieder abgebaut und als Regelblutung ausgestoßen wird.

Der Organismus ist entsprechend frustriert, weil er sich nicht fortpflanzen durfte, und reagiert angespannt bis unleidlich. Danach beginnt das Hormonsystem wieder, Strategien zu entwickeln, wie man vielleicht doch noch zu einer erfolgreichen Begattung kommen könnte.

Hat es jedoch eine befruchtete Eizelle geschafft, sich in das vom Gelbkörperhormon gemachte Bettchen der Gebärmutter einzunisten, so produzieren die sie umgebenden Zellen das humane Choriongonadotropin (HCG) – das man mit den Schwangerschaftstests misst. Dieses meldet: »Vorsicht, Baby an Bord!«, wodurch die große Stunde des Progesterons kommt. Der Gelbkörper bildet sich nicht zurück, sondern produziert in den ersten acht Wochen der Schwangerschaft weiterhin Hormone, bis die neu gebildete Plazenta diese Aufgabe übernehmen kann.

Gereizte Gelassenheit: Psyche und Zyklus

Wenn Frauen unausgeglichen sind, so hat dies auch einen Grund. Der liegt meist auf der anderen Hälfte des Bettes. Neben diesen rationalen Ursachen für Gereiztheit gibt es manchmal jedoch auch einen hormonellen Background. Männer wussten es schon immer: Der Zyklus macht launisch. Leugnen ist zwecklos. Immerhin strömt in der Blutbahn einer Frau in der ersten Hälfte des Monats eine völlig andere Hormonmischung als unmittelbar vor der Menstruation. Die Reduktion auf rein biologische Prozesse wird zwar oft als persönliche Beleidigung empfunden. Das Verdrängen der biologischen Prozesse ist jedoch – und hier darf ich mich als Anwalt der Botenstoffe verstehen – eine Beleidigung für die Hormone.

Der weibliche Zyklus dauert im Schnitt 28 Tage, das kann aber individuell sehr stark schwanken. Hormonell kann man ihn in drei Phasen unterteilen: die Follikelphase, in der das Eibläschen heranreift, die Ovulation, da das Ei springt, und die Lutealphase, in der das Gelbkörperhormon Progesteron (pro = für; Gestation = Schwangerschaft) gebildet wird.

Der Körper selbst der intellektuellsten Frauen will damit, profan gesagt, nichts anderes, als sich fortzupflanzen. Die beschriebenen Programme laufen stets im Hintergrund ab. Tag für Tag. Monat für Monat. Und viele Befindlichkeiten, wenn auch bei Weitem nicht alle, lassen sich aus diesem biologischen Rhythmus ableiten.

Östrogen: der Glücklichmacher

Östrogen wirkt als starker Stimmungsmacher. Es spornt an, macht geistig munter und sorgt für gute Lacher. So ist auch zu erklären, dass Frauen in den Wechseljahren mit sinkendem Östrogenspiegel auch weniger zu lachen haben.

In der ersten Zyklushälfte wird viel Östrogen produziert. Den meisten Frauen geht es gut, ja oft sogar sehr gut, sie fühlen sich körperlich fit, attraktiver und finden in dieser Phase auch Männer zunehmend anziehend. Rund um den Eisprung sogar so sehr, dass sie sich, wie Studien der Universität Wien ergeben haben, beim Ausgehen bewusst oder unbewusst freizügiger geben: Die weggelassenen Quadratzentimeter Kleidung am Leib zeigten einen deutlichen Zusammenhang mit dem Hormonstatus. Selbst das Kaufverhalten im Internet wird vom Zyklus mit beeinflusst. Tatsächlich dürften viele Kleidungsstücke, die in die Kategorie »eher sexy« fallen, *vor* dem Eisprung, jene, die der Rubrik »warm, kuschelig und scheiß auf die Optik« zuzuordnen sind, in der zweiten Zyklushälfte erworben werden. Bis der Online-Shop geliefert hat, ist die Käuferin im Zyklus jedoch bereits ein paar Takte weiter und fragt sich, wer zum Teufel sie denn geritten hat, diesen grässlichen pinken Minirock bestellt zu haben.

Progesteron: das Wohlfühl- und Beruhigungsmittel

Etwa 14 Tage nach Beginn der Regelblutung erfolgt der Eisprung und die Eierstöcke bilden das Gelbkörperhormon Progesteron. Bis zur Menstruation nimmt seine Konzentration laufend zu. Mit seinen Abbauprodukten kann es eine äußerst beruhigende Wirkung haben. Das »körpereigene Valium« (wie der Hormonexperte Johannes Huber es bezeichnet) macht ausgeglichen und ruhiger. Schließlich soll sich der Organismus nun auf eine ruhige (potenzielle) Schwangerschaft einstellen. Daher werden auch die Brustdrüsen besser durchblutet und können spannen. Die geistige Leistungsfähigkeit nimmt etwas ab, fast bis auf das Niveau eines Mannes, der ja nur selten den intellektuellen Östrogen-Höhenflug am eigenen Leib erlebt.

Alleine der Job, die Familie und das Leben an sich nehmen auf die biochemischen Veränderungen der Frau keine Rücksicht und so schwingen Körper, Geist, Seele und Arbeitgeber auf verschiedenen Wellenlängen. Unzufriedenheit ist vorprogrammiert.

Auch ein Mangel an Progesteron führt zu psychischen Instabilitäten. Und dieser Mangel kann recht rasch passieren, denn nicht jeder Zyklus verläuft ovulatorisch. Das bedeutet, nicht jeden Monat springt auch ein Ei. In diesen Fällen bildet sich daher auch kein Gelbkörper, der Progesteron produzieren könnte. Vor allem nach dem Eintritt in die Pubertät kommt es bei jungen Mädchen zwar zu einer Menstruation, jedoch nicht immer zum Eisprung. Das Fehlen des Progesterons in der Gelbkörperphase bewirkt, dass die Pubertierenden noch sensibler reagieren, als sie es ohnehin schon tun, ja mitunter sogar Angstzustände oder Panikattacken erleiden.

Doch selbst wenn die Hormone ein Ei springen lassen, wird danach in den Eierstöcken zu wenig an Progesteron gebildet, sodass das Östrogen (verhältnismäßig) die Oberhand gewinnt. »Östrogen-Dominanz« heißt dieses Phänomen, dem erst in den letzten Jahren so richtig Aufmerksamkeit geschenkt wurde. Es dürfte ein wichtiger Mechanismus bei der Entstehung des prämenstruellen Syndroms sein, jener Phase, die Männer gerne mit »Hast du wieder mal deine Tage?« umschreiben. Allerdings sind die Geschlechter sich uneinig, wie lange diese Phase dauert; so mancher Mann sagt: rund 365 Tage pro Kalenderjahr.

Besser leiden für Paare: PMS

H. ist heute unrund und trifft auf ihre Freundin B., die letzte Woche unrund war und deshalb gerade vom Frauenarzt kommt. Der hat ihr etwas verschrieben, damit es ihr besser geht, denn das seien die Hormone, hat er gesagt, und dagegen könne man heute gottlob etwas tun. H. ist verunsichert, denn beim letzten Streit mit ihrem Lebensgefährten hat sie ihm einen nassen Socken ins Gesicht geschmissen und ihm vorgeworfen, er wäre genauso wie seine Mutter, worauf er den Wutausbruch auf ihr PMS zurückgeführt hat, infolgedessen H. ihm nun empört die zweite nasse Socke ins Gesicht geschmissen hat. H. überlegt, nun doch auch zum Frauenarzt zu gehen, denn so viele nasse Socken besitzen sie und ihr Lebensgefährte nicht.

Drei Buchstaben können die Welt verändern: AKW, BSE oder CIA wecken eindeutige Assoziationen. Drei Buchstaben können aber auch Beziehungen verändern. Frauen fürchten es, Männer fürchten es mitunter noch mehr. PMS, das bereits eine Unzahl von Krisen in die sonst so traute Zweisamkeit brachte, steht für »Prämenstruelles Syndrom«. Übersetzt bedeutet es so viel wie: Etwas, das den Frauen in den Tagen vor der Regelblutung widerfährt, wobei nicht genau gesagt werden kann, was; es ist jedoch nichts Gutes.

Da sich Experten mit einer derart allgemein gehaltenen Formel nicht abgeben wollen, bemühen wir Herrn Dr. med. Hippokrates, der die dabei auftretenden Stimmungsschwankungen als Folge einer Abflussbehinderung des Menstruationsblutes sah. Und zwar vor 2500 Jahren.

Eine neuseeländische Untersuchung, die 47 verschiedene Studien zu diesem Thema analysierte und damit insgesamt 4000 Frauen, kam zu dem Schluss, dass der Hormonspiegel keinerlei Einfluss auf schlechte Laune habe. Vielmehr würde diese von der negativen Einstellung der Frauen zu ihrer Weiblichkeit sowie vom männlich strapazierten Bild der »prämenstruellen Zicke« herrühren. Dennoch sehen viele Betroffene das anders. Und damit sind beide Teilnehmer einer Beziehung gemeint.

Wer leidet mehr?

Mann und Frau leiden also schon recht lange darunter. Und gar nicht so wenige sind vom PMS betroffen. Immerhin rund 50 Prozent – nicht aller Menschen, das wäre dann doch etwas hoch gegriffen, aber zumindest aller Frauen. Es kann schlimmer kommen. Etwa fünf Prozent haben eine besonders schwere Form, die als prämenstruelle dysphorische Störung (PMDS) bezeichnet wird, mit Ängsten, depressiven Verstimmungen und Lethargie. Hierzulande ist das PMDS nur eine sogenannte »Forschungsdiagnose«, in den USA gilt es jedoch als handfeste Krankheit und wird munter und ausgiebig mit Psychopharmaka behandelt.

PMS hat man also, wenn man a) eine Frau ist und b) einige der folgenden Symptome am Ende des Monatszyklus sein Eigen nennen darf: Gewichtszunahme, Wassereinlagerungen, Migräne, Müdigkeit, Krämpfe, Schwellungen, Schmerzen im Unterleib, Neigung zu Entzündungen. Wenn man da keine Stimmungsschwankungen bekommen soll, wann dann?

Und ja: Es sind hier tatsächlich die Hormone, die da mit ihrer Besitzerin Schlitten fahren. Und nein: Es ist kein Freibrief für die meist männlichen Partner, eine von ihr geäußerte berechtigte Kritik in dieser Phase als Auswirkung eines hormongetränkten geistigen Verwirrtheitszustands abzutun.

Verdammte Hormone!

Wer oder was tatsächlich an dieser Pandemie PMS schuld ist, kann man nicht so genau beantworten. Zwar gibt es einen eindeutigen zeitlichen Zusammenhang des PMS mit der zweiten Zyklushälfte, die nach dem Eisprung beginnt und mit der Menstruationsblutung endet. Denn wird die Regelblutung oder der Eisprung durch Pille oder Operationen verhindert, wird meist auch das PMS unterdrückt. Dann gibt es aber wirklich keine Ausreden für Stimmungsschwankungen mehr.

Was aber macht die zweite Zyklushälfte oft so unerträglich und wo liegt der tiefere Sinn dahinter? Ich fürchte, die Sinnfrage muss jede(r) für sich selbst beantworten. Vielleicht sagt einem der Körper: Vorsicht, einen Gang zurückschalten! Tu dir Gutes! Ein schöner Gedanke, so man nicht den Rückwärtsgang einlegt und seinem Partner über die Zehen fährt.

Was passiert aber hormonell in der zweiten Zyklushälfte? (Für die Männer: Das ist wie beim Fußballspiel, es gibt zwei Halbzeiten, in der Pause springt das Ei und in der zweiten Hälfte werden die Spieler immer müder.) War es bis zum Eisprung um den 14. Tag das Wunderhormon Östrogen, das diese schöne, geschmeidige Haut und das glückliche Lächeln ins Gesicht zaubert, so ist es das Gelbkörperhormon Progesteron, das nun in den Vordergrund tritt. Es ist zwar auch dafür da, dass sich »die Mama« wohlfühlt, aber in erster Linie geht es ihm um das mögliche Baby im Bauch. Vorsichtshalber ist »Mama« jetzt Wohnmobil und nicht mehr Porsche. Erst mit dem Eintritt der Monatsblutung ist recht sicher, dass keine Schwangerschaft vorliegt. Das Wohnmobil ist nun nicht nur nicht mehr nötig, sondern würde auch verhindern, dass sie für potenzielle Väter in die engere Auswahl kommt. So holt Östrogen wieder den geschmeidigen Porsche aus der Garage und zaubert das glückliche Lächeln ins Gesicht zurück.

Es mag vielleicht für einige Frauen befremdlich sein, mit einem Wohnmobil verglichen zu werden, das sich in diesen Tagen mühsam mit 30 km/h einen Hügel hinaufbewegt. Dies ist schließlich ein sensibles Thema. Doch die Holländer werden den Vergleich lieben. Wichtig zu wissen ist: Du bist nicht alleine! Wer mit offenen Augen durch das Leben schreitet, wird sich in einem Stau wiederfinden, eingeklemmt zwischen Tausenden von Wohnmobilen.

Experten empfehlen, bei auftretenden Kopfschmerzen – Überraschung! – eine Kopfschmerztablette zu nehmen und sich in dieser Zeit so gut wie möglich zu entspannen. Wenn Sie Ihrem Arbeitgeber also erfolgreich verklickern konnten, dass Sie sich eine Woche pro Monat in ein Relax-Ressort zurückziehen müssen, lassen Sie diesen Job nie wieder los. Und heiraten Sie Ihren Arbeitgeber!

Mitunter kann die Pille helfen. Man kann sich auch die Eierstöcke rausoperieren lassen. Ist vielleicht ein wenig radikal. Fragen Sie auch Ihre ganz persönliche Kräuterhexe – es ist gegen jedes Leiden ein Kraut gewachsen. Mönchspfeffer, Löwenzahn oder Himbeerblätter sollen Wunder wirken. Ein Joint auch, wird aber nicht von allen Ärzten verschrieben.

Die gute Nachricht: Mit der Menopause ist die Sache erledigt. Bis dahin sind es die Betroffenen jedoch auch.

Verhütung

Obwohl Verhütung ein Thema ist, das die Menschheit bereits seit der Vertreibung aus dem Paradies beschäftigt, ist so unrichtig, das Kondom als »ältestes Gewebe der Welt« zu bezeichnen. Die ersten Kondome aus gewebtem Stoff oder Tierdärmen kamen erst in den letzten paar Jahrhunderten zum breiten Einsatz; die »English Overcoats«, die Herr Casanova so populär gemacht hat, sollen im 18. Jahrhundert nach dem englischen Dr. Condom benannt worden sein. Und erst die Erfindung von Charles Goodyear, Kautschuk zu vulkanisieren, machte die Penisbereifung in der heutigen Form für den Einsatz im Sommer und im Winter möglich.

Zuvor gab es viele andere Methoden. Ein ägyptisches Rezept um 1525 vor unserer Zeitrechnung verrät uns etwa, zerriebene Akazienblätter mit Honig zu vermischen, auf eine Mullbinde zu streichen und diese in die Vagina einzuführen. Die meisten Ägypter sind Nachkommen dieser Methode.

Verständlich, dass man in den 1960er-Jahren froh war, eine Alternative zu bekommen.

Die wilden 68er und die Pille

Carl Djerassi, als Sohn jüdischer Eltern »in Wien geboren« (was die Österreicher gerne erzählen) und »aus Wien hinausgeschmissen« (was sie nicht so gerne erzählen), hat im Alter von 27 Jahren etwas erfunden, das bis heute das Sexualverhalten prägt: die »Pille«. Obwohl im

Prinzip natürlich jeder Wirkstoff zu einer Pille gepresst werden kann, weiß jeder, was mit »der Pille« gemeint ist. Und kaum jemand nimmt an, dass es sich bei der »Pille danach« um ein Magenmittel nach dem Festgelage handelt. Das Verhütungsmittel ist mehr als ein Medikament, es ist in vielen Teilen der Welt Bestandteil des gesellschaftlichen Gefüges. So viel zum Zusammenhang von Chemie und Leben: Die Pille ist ein Hormonpräparat und der mittlerweile 90-jährige Carl Djerassi Chemiker.

Erst Ende 2012 wurde ihm von der Universität Wien der Ehrendoktor für Medizin verliehen – sein erster Doktor in diesem Fachbereich. Eine Geste, ihn als Chemiker in die heiligen Hallen der Medizin einzuladen; der Versuch, in Wien Geschehenes wiedergutzumachen; und der Wunsch, am Kuchen der Ehre mitzunaschen.

Die Antibabypille: vorgetäuschte Schwangerschaft

Im Jahr 1960 nahm zum ersten Mal eine Frau die Antibabypille ein. Im selben Jahr wurde die Einnahme bereits zum ersten Mal vergessen. Seit damals konnte die anfangs hohe Dosierung stark nach unten geschraubt werden, die künstlichen Substanzen wurden den natürlichen Hormonen immer ähnlicher, sodass die Pille heute meist gut vertragen wird.

Die Antibabypille ist das weltweit am häufigsten angewendete Hormonpräparat und der Name macht keinen Hehl daraus, zu was sie taugt. Die modernen Präparate enthalten ein künstliches Östrogen, das mit synthetischen Gestagenen, also dem Gelbkörperhormon, kombiniert wird.

Das Grundprinzip besteht darin, den übergeordneten Hormonzentren im Gehirn vorzutäuschen, dass der Körper bereits schwanger sei. Das Östrogen senkt die Ausschüttung des follikelstimulierenden Hormons FSH. Auf diese Weise wird der Eisprung, also die Ovulation, unterdrückt. Das Gestagen verhindert zusätzlich die Befruchtung oder die Einnistung der Eizelle, sollte es doch zu einem Eisprung gekommen sein. Die Gebärmutterschleimhaut wird nicht so stark aufgebaut, sodass auch die Monatsblutung schwächer als normal erfolgt. Präparate wie die Minipille enthalten nur ein Gestagen und die neuen Mikropillen enthalten nur ganz niedrige Hormonmengen.

Die Verhütungsmethode gilt mit einem Pearl-Index zwischen 0,1 und 0,9 als sicher. Das bedeutet, eine bis neun Frauen von 1000 werden trotz Pille schwanger. Wer nicht betroffen ist, dem erscheint die Gefahr der Schwangerschaft gering, einer Betroffenen hilft diese Statistik nichts. Allerdings ist hier aber auch mit einberechnet, dass man die Pille mal vergisst, sie durch Erbrechen oder Durchfall nicht aufgenommen werden kann oder der Mann sie stattdessen einwirft.

Da die Inhaltsstoffe der Pille klar definiert sind, es hier keine Überraschungen gibt, wie wir sie bei den natürlichen Vorgängen im Körper kennen und mehr oder weniger lieben, wird der Zyklus auch regelmäßig. Viele Frauen nehmen die Pille auch gegen zu starke Regelblutungen oder bei Beschwerden durch allzu gut aufgelegte innere Hormone, die zu Migräne, Akne oder unerwünschtem Haarwuchs führen. So ganz unbedenklich ist das Hormonpräparat allerdings nicht und manche Anwenderin kann, vor allem in Kombination mit der Zigarette, erhebliche Probleme mit den Blutgefäßen bekommen. Eine Neigung zu Arteriosklerose ist genetisch angelegt und sollte vor der Verschreibung abgeklärt werden.

Noch ein Wermutstropfen ist der Katzenjammer nach dem Absetzen der Pille. Der Körper braucht eine Zeit lang, um zu begreifen, dass man ihn die letzten Jahre gehörig übers Ohr gehauen hat, und reagiert erst einmal mit einem beleidigten Rückzug mancher Prozesse, bevor er wieder die normale Zyklustätigkeit aufnimmt.

100 Millionen Frauen schützen sich weltweit mit der Pille vor einer ungewollten Schwangerschaft. Das ist bezogen auf die Weltbevölkerung nicht allzu viel und der Umsatz von etwas mehr als neun Milliarden Dollar ist nichts gegen das Geschäft, das man mit Diabetes- oder Krebsmedikamenten machen kann. Hierzulande macht die Antibabypille rund 50 Prozent der Verhütungsmethoden aus. Die restlichen 50 Prozent verhüten mit Kondomen oder dem beliebten Coitus interruptus, bis hin zu Temperaturmethoden und mondphasengerechtem Verkehr, aus dem schon so manche Tochter mit Namen Luna hervorging.

Da die Hormonkombination der Pille auf Haut, Haar und Wohlbefinden so einen positiven Einfluss zu haben scheint, ist es wohl nur noch eine Frage der Zeit, bis die Männer von heute, die sich mit Gesichtscremen, Epiliersets und dem regelmäßigen Besuch von »Bauch-Beine-Po« bereits als die besseren Frauen verstehen, sich auch von der Apotheke ihres Vertrauens eine Packung besorgen.

Ist sicher auch gut für die Verhütung. Denn doppelt hält bekanntlich besser.

Hormonstäbchen – Bitte nicht in der Pfanne ausbacken!

Entgegen der landläufigen Auffassung sind Hormonstäbchen keine tiefgekühlten Verhütungsmittel, die in der Pfanne ausgebacken werden, sondern gehören zu den sogenannten »Hormon-Depot-Präparaten«.

Obwohl – und dies sei an dieser Stelle ausdrücklich vermerkt – durch die Verunreinigung der Abwässer mit Medikamenten und Hormonpräparaten durchaus auch in den Fischstäbchen Hormone enthalten sein können.

Weder Autor noch Verlag haften jedoch für eine missglückte Verhütung, die auf dem alleinigen Verzehr dieses Nahrungsmittels beruht. Bitte um Verständnis.

Die etwa streichholzgroßen Stäbchen werden bei lokaler Betäubung im Bereich der Oberarminnenseite unter die Haut eingepflanzt. Das ist zwar etwas unangenehmer, als eine Tablette zu schlucken, die Wirkung hält aber immerhin drei Jahre an.

Das Stäbchen gibt kontinuierlich eine geringe Menge des Gelbkörperhormons (Gestagen) ab, wodurch die Schleimhaut von Gebärmutter und Eileiter so verändert wird, dass die Samenzellen nicht mehr durch können, der Eisprung unterdrückt wird oder sich das befruchtete Ei nicht einnisten kann. Funktioniert also ähnlich wie die Minipille und Spirale.

Die Wirkung der Hormonstäbchen ist recht sicher, selbst Magenprobleme oder Durchfall mindern die Wirkung nicht – anders als bei einer geschluckten Pille (ja, Montezumas Rache kann sich auch in Form einer Schwangerschaft äußern!). Sollte man es sich anders überlegen, so können die Stäbchen auch vorzeitig wieder entfernt werden. Aber bitte nicht selber herumpopeln, sondern zum Arzt gehen.

Herr Pearl und sein Index

Der Pearl-Index wurde Anfang der 1939er-Jahre erstmals ins Rennen geführt und ist nach dem US-amerikanischen Biologen Raymond Pearl benannt. Er gibt an, wie viele von 100 Frauen (die sexuell aktiv sind) innerhalb eines Jahres trotz einer bestimmten Verhütungsmethode schwanger werden. Ein Index von 0 entspricht demnach einer perfekten Kontrazeption, eine Methode mit Pearl-Index von 100 wäre als Totalversager zu klassifizieren und ein Pearl-Index von 120 als Rechenfehler.

Man unterscheidet hier zwischen Sicherheit der Methode (»perfect use«) und Anwendungssicherheit (»imperfect use«), weshalb sich die angegebenen Werte unterscheiden können, je nachdem, was untersucht wurde. Die Haltbarkeit eines Mobiltelefons hängt schließlich auch nicht nur von der Verarbeitungsqualität des Gehäuses ab, sondern zudem davon, ob der Besitzer das Handy regelmäßig in den Schnee oder die heiße Suppe fallen lässt oder damit die Bierflaschen öffnet. Ähnliches gilt für Verhütungsmittel. Es nützt die beste Pille nichts, wenn sie nicht regelmäßig geschluckt wird, das dickste Kondom nichts, wenn man es zwecks Komfort an der Seite einschneidet, und ein ausgeklügelter Coitus interruptus nichts bei Männern, die bereits fertig sind, bevor sie das Wort »Coitus interruptus« aussprechen können.

Die Pille danach (hier fehlt die Pille davor)

»Die Pille danach« hat sich als gesellschaftlich verträgliche Formulierung für »Gegenmittel nach grob fahrlässigem Rammeln« im deutschen Sprachraum etabliert. Ein gerissenes Kondom, ein noch verpacktes Kondom im Nachtkästchen oder gar ein gerissenes Kondom im Nachtkästchen sind beste Wege zur ungewollten Schwangerschaft.

Nach ungeschütztem Geschlechtsverkehr und (potenzieller) Befruchtung kann die Verhütung nachgeholt werden. Die Notfallpille, auch EC-Pill (Emergency Contraceptive Pill) genannt, enthält ein Gelbkörperhormon beziehungsweise eine Substanz, die auf den Progesteronrezeptor wirkt.

Je nach Zeitpunkt der Einnahme wird der Eisprung selbst verhindert beziehungsweise hinausgezögert oder, durch Veränderungen im Eileiter, die Einnistung der bereits befruchteten Eizelle erschwert. Der zweite Wirkstoff sorgt zudem für eine Rückbildung der Gebärmutterschleimhaut.

Die Pille mit dem Gelbkörperhormon sollte jedoch innerhalb der ersten 72 Stunden nach dem Geschlechtsverkehr eingenommen werden (beim Alternativpräparat wird das Zeitfenster auf fünf Tage verlängert). Denn hat bereits eine Einnistung in der Gebärmutter stattgefunden, so ist sie wirkungslos. Damit stellt sie für eine bereits bestehende Schwangerschaft keine Gefährdung dar.

Es gibt auch die Möglichkeit, sich vom Gynäkologen die »Spirale danach« einsetzen zu lassen. Frauen, die die hoch dosierten Hormone der »Pille danach« nicht vertragen, können auf diese Variante zurückgreifen. Um Irrtümer bei Männern gleich vorweg auszuschließen: Das »Kondom danach« ist sinnlos.

Die »Pille danach« ist jedoch nicht mit der berühmt-berüchtigten Abtreibungspille RU-486 zu verwechseln. Sie wurde in den 1990er-Jahren in den europäischen Ländern zugelassen und sorgte für reichlich Diskussionsstoff. Der Wirkstoff Mifepriston ist ähnlich aufgebaut wie Progesteron. Mifepriston besetzt die Rezeptoren, an denen das Gelbkörperhormon andocken möchte, um die Schwangerschaft aufrechtzuerhalten, fünfmal stärker, ohne selbst eine Hormonwirkung zu haben. Es wirkt daher wie ein Anti-Progesteron.

Die Nebenwirkungen sind allerdings nicht unerheblich und es handelt sich, wie der Name schon sagt, um eine echte Abtreibung. RU-486 darf nur von Ärzten und nach vorheriger Ultraschalluntersuchung und nur bis zum Ende der neunten Schwangerschaftswoche abgegeben werden (in der Schweiz nur bis zum 49. Tag nach Beginn der letzten Regel). Mitunter wird zusätzlich noch ein Prostaglandin-Präparat verabreicht, das Wehen auslöst.

Wann beginnt das Leben?

Nicht alle Verhütungsmethoden werden gleichermaßen geschätzt. Während die katholische Kirche aus Prinzip jede sexuelle Handlung, die nicht zur Fortpflanzung führt, und Mittel, die sie theoretisch verhindern könnten, verpönt, wird von anderen die hormonelle Kontrazeption zumeist als Segen für das Selbstbestimmungsrecht der Frau gesehen. Und als Segen für den Fortbestand der pharmazeutischen Industrie.

Die Diskussionen drehen sich vor allem um »Grenzfälle«. Während die klassische Pille durch ein Gemisch aus Östrogen und Gestagen den Eisprung verhindert, verhindern andere Präparate die entsprechende Bildung der Gebärmutterschleimhaut und damit, dass das bereits befruchtete Ei »Halt« findet. Wenn man den Beginn des Lebens mit der Befruchtung definiert, so stellt dies bereits eine Form der Abtreibung dar.

Wann das Leben beginnt, ist eine Frage, die mehr religionsphilosophisch denn medizinisch diskutiert wird. Ist es der Zeitpunkt, zu dem Ei- und Samenzelle aufeinandertreffen? Oder schon davor, da sowohl Ei- und Samenzellen bereits Leben bedeuten und daher also nicht verschwendet werden dürfen (konkret der Samen)? Ist es der Moment der Einnistung in die Gebärmutter, etwa eine Woche nach der erfolgreichen Befruchtung? Beginnt das Leben mit dem Zeitpunkt der sogenannten »Fristenlösung« – drei Monate nach Einnistung, wenn die Organe des Embryos angelegt sind und sein Wachstum beginnt? Oder gar erst mit der Geburt? Für manche sehr spirituell orientierte Menschen beginnt das Leben sogar erst nach dem Tod und sie warten auf der Couch darauf.

Die Frau ist ein Hormon! – Das Klimakterium

Noch vor einigen Jahrzehnten wurde die Frau in der Medizin auf ihre Eierstöcke, die Brustdrüsen und die Gebärmutter reduziert. Heute betrachtet man sie zum Glück differenzierter. Nach den neuesten biopsychosoziokulturellen Erkenntnissen weiß man nun: Die Frau ist ein Hormon!

Das wechselhafte Geschlecht

Kaum ein Geschlecht ist derart von den zyklischen Launen der Hormone betroffen wie das weibliche. Als ob nicht Pubertät, Schwangerschaft und der ganz normale Monatszyklus schon genug wären, kommt es just mit dem Versiegen der sprudelnden Hormonquellen zu erneuten Problemen, die den anderen um nichts nachstehen. Hatten die Frauen zuvor stets mit den Hormonen zu kämpfen, so haben sie nun ohne Hormone noch mehr Scherereien.

Rund 15 Prozent aller Frauen leiden in den Wechseljahren unter gravierenden Beschwerden, weitere 20 Prozent empfinden die typischen Symptome als »sehr unangenehm« und würden gerne etwas dagegen unternehmen. Die restlichen 65 Prozent der Frauen sind wahlweise leidende, aber beinharte Beißerinnen oder Männer.

Die anderen 35 Prozent also leiden klassischerweise unter Schlafstörungen, Hitzewallungen, Trockenheit der Schleimhäute oder depressiven Verstimmungen bis hin zu handfesten Depressionen. Weiterhin erhöht sich während des Klimakteriums das Risiko der Osteoporose – und damit brüchiger Knochen. Diese Symptome gelten als typische Wechselkennzeichen (um an dieser Stelle einen auch für die männlichen Leser bekannten Begriff zu verwenden).

Hormonersatztherapie 1: der Aufstieg

Es war in den 1980er-Jahren, als Gynäkologen weltweit von einer Goldgräberstimmung ergriffen wurden. Denn Wissenschaftler und Forscher hatten die Hormonersatztherapie (HET) für die Menopause entdeckt. Zum ersten Mal in der Geschichte hatte die Menschheit annähernd so etwas wie einen Jungbrunnen gefunden. Das musste gefeiert werden! Und so gaben die Mediziner in den kommenden Jahren Unmengen an Hormonpräparaten an das Volk aus.

Den Hormonen, dem neu entdeckten Jungbrunnen, wurden präventive Wirkungen zugeschrieben – unter anderem der Schutz vor Herz-Kreislauf-Erkrankungen, vor Schlaganfällen, Osteoporose, Darmkrebs und Alzheimer. Die Frauenärzte konnten den Arbeitsplatz zwischen den Beinen der Patientinnen verlassen und sich auch um den Rest der Frau kümmern. Gynäkologen wurden in Zeiten dieses pharmazeutischen Hormonrausches als die besseren Internisten deklariert, als die besseren Ärzte, ja, als die besseren Menschen. Nun durften sie den medizinischen Olymp betreten. Sie waren mehr als nur die Frauenversteher, sie waren jetzt auch Medikamentenversteher. Solch ein Erfolg pusht das Ego, er versorgt das Belohnungszentrum des Gehirns mit Botenstoffen des Glücks.

Als ich damals als kleiner Medizinjournalist staunend den Ausführungen von Gynäkologen (gut für die Frau), Kardiologen (gut für das Herz), Dermatologen (gut für die Haut), Psychiatern (gut für den

Geist) und Pharmazeuten (gut für das Geschäft) lauschen durfte, galt die Hormonersatztherapie als das Nonplusultra. Wer Kritik übte oder nörgelte, wurde als Ketzer und Miesepeter beschimpft und aus der medizinischen Sandkiste verwiesen. Die Hormonbehandlung war schließlich State of the Art – und von ihr abzusehen wäre ein Kunstfehler, so die Meinung der Mehrheit damals. Gerade in den USA, die ja bereits größere Erfahrungen mit (Gold-)räuschen hatten, warfen Gynäkologen mit Östrogenen und Gestagenen um sich wie der Karnevalsjeck in Köln mit Kamelle.

Die Parole lautete: »Too much is just enough!« Und so wurden Wechseljahrbeschwerden oft gar nicht erst abgewartet und die Hormone prophylaktisch gegeben. Die Karnevalssaison beginnt schließlich auch im unauffälligen November – Monate, bevor der ganze Krawall wirklich losgeht.

Doch gerade, als einige fleißige Forscher erste Überlegungen anstellten, dem Wechsel noch frühzeitiger zu begegnen, indem sie das Trinkwasser und die Babynahrung mit Sexualhormonen anreichern, just in dem Moment kam der Rückschlag.

Hormonersatztherapie 2: der Fall

In den Jahren 2002 und 2003 brachen zwei große Studien in die heile Welt der Hormonersatztherapie. »WHI« (»Women's Health Initiative«) und »Eine-Million-Frauen-Studie« (»The Million Women Study«) heißen die zwei Partycrasher. Sie unterbrachen den Hormonrausch von Ärzten und pharmazeutischen Firmen jäh.

Frauen sind durch die Gabe von Östrogenen im Wechsel oft nicht nur nicht geschützt, sondern haben sogar ein erhöhtes Risiko, an Brustkrebs und Herz-Kreislauf-Erkrankungen, insbesondere Thrombosen, Schlaganfall oder Lungeninfarkt, zu erkranken – das sagen die beiden Studien aus. Der Grund: Das Hormon Östrogen verhindert zwar, dass sich leicht Ablagerungen in den Gefäßen bilden (das ist gut), sind jedoch bereits solche Plaques vorhanden, dann brechen sie durch die Gabe von Östrogenen leichter auf (nicht so gut).

Die Hormontherapie, gerade noch »Mama's Little Helper«, erwies sich plötzlich als eiskalter Killer. Hätten die Klatschmedien ein geeignetes Foto des Östrogens parat gehabt, wäre es damals wohl auf

Seite eins gelandet, übertitelt mit »Brutale ausländische Botenstoffe murksen unschuldige Hausfrauen ab«. So groß die Begeisterung zuvor gewesen war, so sehr die Patientinnen ihren Gynäkologen die Hormone aus der Hand gefressen hatten, so groß war nun die Verunsicherung.

Viel wurde die kommenden Jahre über die Hormonersatztherapie diskutiert: Zunächst empfahl man Frauen, gänzlich auf die Gabe von Sexualhormonen im Klimakterium zu verzichten. Dann empfahl man ihnen, auf die »unkritische« Gabe von Sexualhormonen im Klimakterium zu verzichten, wodurch sich der neue Berufszweig der »kritischen« Gynäkologen etablierte. In der Folge ging es weiter hoch her. Dann meinte man, die »unkritische« Abgabe der Hormonpräparate sei ohnehin nur in den USA möglich gewesen, schließlich sei es das Land der »unkritischen« Möglichkeiten; und, was könne man schon von einem Land erwarten, in dem das Streben nach Geld so eine große Rolle spiele, in dem jeder Bürger zu Hause eine geladene Waffe im Schrank habe … Doch dieser Vergleich empörte die Schweizer.

Letztlich schossen unnachgiebige Befürworter der HET zurück, kritisierten, das Studiendesign der beiden Untersuchungen sei mangelhaft und verzerrend – und zu guter Letzt erklärten sie, auch Autofahren sei schließlich ganz schön gefährlich. Wie auch immer die Reaktionen waren: Was die Hormonersatztherapie betrifft, blieb nunmehr kaum ein Stein auf dem anderen, und Pharmazie und Ärzte mussten sich von der Idee verabschieden, Mittfünfzigerinnen flächendeckend mit Hormonen zu überschütten.

Hormonersatztherapie 3: der Mittelweg

Man hat heute so etwas wie einen goldenen Mittelweg gefunden. Gemäß dem medizinwissenschaftlichen Standard wird die Hormontherapie von den deutschen Fachgesellschaften für Frauen im Wechsel nur in drei Fällen empfohlen: Zum einen können Östrogene gegen die typischen Wechselbeschwerden helfen, wie Hitzewallungen und Veränderungen der Vaginalschleimhaut. Zum anderen profitieren auch Frauen mit ausgeprägter Osteoporose davon, die die anderen zur Verfügung stehenden Medikamente nicht vertragen. Und schließlich soll die Hormontherapie gut sein für Frauen, die sehr früh in die Menopause kommen und dadurch Mangelerscheinungen und Beschwerden haben. Alles nach strenger Nutzen-Risiko-Abwägung, versteht sich. Das lässt die als Jungbrunnen gefeierten Hormone in etwas bescheidenerem Licht erscheinen.

Und die Vermarktungsmaschinerie? Preist die Östrogene weiter als menschheitsbeglückende Substanz: schönere Haut, kräftigere Haare (vorzugsweise am Kopf), eine natürliche Brustvergrößerung (bei Männern geht's ja auch!), Gewichtsreduktion, die Verbesserung der Gedächtnisleistung – wird alles versprochen. Kann klappen – oder auch nicht. Überlegen Sie sich einfach, wem Sie vertrauen wollen. Wenn der Hormonspezialist Ihrer Wahl fachlich fundierte und überzeugende Argumente liefert, können Sie sich getrost in seine Hände begeben. Ist er Teilhaber der pharmazeutischen Firma, die das Zeug herstellt, überlegen Sie noch ein paar Tage, bevor Sie zuschlagen.

Östrogen spielt Theater: die Sequenztherapie

Sinn des therapeutischen Hormonersatzes ist es, die physiologischen Zustände vor dem Wechsel wiederherzustellen, also das Rad der Zeit ein wenig zurückzudrehen. Demzufolge braucht es zur Wiederherstellung des Zyklus, genauso wie beim natürlichen weiblichen Zyklus, zumeist auch eine Kombination aus zwei Hormonen. Sie kennen die beiden Kandidaten ja mittlerweile schon ganz gut: Das heils- und unglücksbringende Östrogen und ein Gelbkörperhormon, also ein Gestagen. Ein handwerklich begabter Gynäkologe passt mit ihnen die fehlenden Hormone individuell an und zeigt, dass er Mutter Natur um nichts nachsteht.

Seine Schützlinge sollen möglichst nah am natürlichen Zyklus bleiben und können deshalb täglich eine geringe Östrogenmenge zu sich nehmen und zusätzlich, etwa vom ersten bis zum zehnten Tag eines Kalendermonats, noch ein Gestagen. Nach zehn Tagen dann sollten sie das Gestagen absetzen, dann kommt es zu einer Abbruchblutung. Wie bei der normalen Regel. Wer also noch Unmengen an Restbeständen von Tampons im Badezimmer gebunkert hat und dummerweise in die Menopause gekommen ist, wird sich jedenfalls so gesehen über diese Therapiemethode freuen können.

Der Trick an der Sequenztherapie: Östrogen spielt Theater – und der Körper kauft's ab: Der vorgetäuschte monatliche Zyklus reicht aus, um den Körper gehörig zu verwirren. Die Wechselbeschwerden nehmen ab. Gleichzeitig wachsen die Zellen der Gebärmutterschleimhaut unter dem Einfluss von Östrogen.

Würde man das Östrogen aber ungebremst auf den weiblichen Körper loslassen, könnte es zu einer unkontrollierten, bösartigen Wucherung kommen. Deshalb muss das Hormon in Schach gehalten werden. Das übernimmt ein anderes Hormon, das Gestagen. In regelmäßigen Abständen genommen, sorgt es für eine Abbruchblutung und bereinigt die Sache im Normalfall wieder.

Das ist das Grundprinzip, auf dem viele Therapievarianten aufbauen. Als hip gilt derzeit die dreiphasige Sequenztherapie, weil sie dem weiblichen Zyklus am nächsten kommt. Während der alleinige Einsatz von Östrogenen im Klimakterium nach wie vor (durch die genannten Spielverderber-Studien) umstritten ist, kann gerade zu Beginn des Wechsels die alleinige Gabe von Progesteron helfen. In dieser Zeit produziert der Eierstock zwar noch ausreichend Östrogen, jedoch kaum mehr das Gelbkörperhormon. Für die Frau bedeutet diese Östrogen-Dominanz: Wassereinlagerungen, Venenprobleme, Gewichtszunahme und – wen wundert's – eine depressive Verstimmung.

Galt früher als Behandlungsziel: »Hormone für jede Frau, in jedem Alter und für immer«, so fährt man heute ein gemäßigtes Programm. Geringere Dosis, individuell behandeln, jedes Jahr eine Pause einlegen und mal sehen, was der Tag so bringt, ob man nicht ohne Ersatztherapie zurechtkommt. Das schmeckt zwar der pharmazeutischen Industrie weniger, denn sie rechnet in mehrfacher Hinsicht mit Ihrer jahrzehntelangen Treue. Sie muss allerdings die Nebenwirkungen auch nicht ausbaden – sondern nur die Euro einstreichen. Ohne Zweifel der größere Spaß.

Nutzen und Risiko einer Ersatztherapie hängen auch vom Alter der Patientin ab. Nicht jede Hormonkombination ist für jedes Alter geeignet. »Window of Opportunity« ist das Zauberwort: Der kritische Gynäkologe sollte das passende Zeitfenster für seine Patientin finden. Denn: Hormone, die die älteren der älteren Menschen umhacken würden, können für die jüngeren älteren durchaus nützlich sein. Noch ein Grund mehr, zu einem Gynäkologen zu gehen, dem Sie mehr zutrauen, als Rezepte auszustellen.

Im hormon-modischen Trend liegt zurzeit eine Kombination aus Östrogen, das als Gel auf die Haut geschmiert werden kann, und einem natürlichen Progesteron (gibt es in Tablettenform und als Gel). Dies scheint eine nebenwirkungsarme Behandlungsform zu sein und die Patientinnen haben zudem das Gefühl, sich einfach nur fürs Sonnenbaden einzucremen. Vorsicht ist bei Männern geboten, die dabei helfen wollen. Das Zeug geht durch die Haut. In diesem Fall können sogar die Wechseljahre ansteckend sein.

Theoretisch jung, praktisch alt: Anti-Aging

Anti-Aging – klingt wie eine Bewegung, die eine Hetzkampagne gegen Rentner betreibt. Ist es aber nicht. Die Wortschöpfung sagt nur aus, dass in der heutigen Zeit nicht gut ist, zu altern. Botox glättet die Falten und die Mimik gleich mit, das Fett vom Hintern wandert ins Gesicht und die Schlupflider werden an die Stirn getackert. Derart präpariert zeigt man im hohen Alter, dass man nicht zum Kreis der Weisen gehöre möchte. Hormone spielen beim Anti-Aging ebenfalls eine wesentliche Rolle. Sexualhormone lassen uns körperlich fit bleiben, attraktiv und von qualitativ hochwertiger Konsistenz!

Die Zeit aber interessiert sich dafür rein gar nicht und schreitet einfach weiter fort. Wer mit 65 Jahren ein Anti-Aging-Medikament zu sich nimmt, wird nicht plötzlich 64, sondern bleibt erst mal 65, bis er dann 66 Jahre alt wird. Altern ist ein Prozess, der sehr wahrscheinlich in unseren Genen festgeschrieben ist – aber auch zu einem guten Teil durch unser eigenes Tun beeinflusst werden kann. Allerdings nicht so, wie es viele Ärzte propagieren. Natürlich führen ein gesunder Lebenswandel, ein Haufen Antioxidantien und der stündliche Kneipp-Guss zu einer besseren Konstitution. Jedoch nur statistisch gesehen. Praktisch gesehen müssen sich die Mediziner dieser Welt nach wie vor von ihren Patienten die Geschichte des 194-jährigen Großvaters anhören, der sein Lebtag geraucht, gesoffen und gekokst hat, um bei völliger Gesundheit im 195. Lebensjahr beim Fallschirmspringen zu verunglücken.

In der Ruhe liegt die Kraft: DHEA

Neben den klassischen Geschlechtshormonen Östrogen, Progesteron oder Testosteron sind noch weitere Botenstoffe in der zweiten Lebenshälfte interessant. Sie spielen beim Wechsel der Frau (Menopause) oder des Mannes (Andropause) eine Rolle und machen aus einem Frührentner eine attraktive Pausen-Schnitte. Einer davon ist das Dehydroepiandrosteron (DHEA). Eine Substanz, aus der der Körper bei Bedarf die Geschlechtshormone bilden kann – sie hat in den letzten Jahren die Augen der pharmazeutischen Industrie zum Leuchten gebracht. DHEA gilt als Gegenspieler des Cortisols, es hält also stressfrei, jung und gescheit – vor allem in Bezug auf das Gedächtnis. Denn mit der Weisheit im Alter ist es oft nicht weit her. Zumindest vergisst man seine grandiosen Ideen sofort wieder.

Beim Untergang der strahlenden Jugend spielen noch andere Hormone, nämlich das Erholungshormon Melatonin oder das Wachstumshormon, eine Rolle. Der Mangel an Melatonin führt zu Schlafstörungen, der Mangel an Wachstumshormon (das ironischerweise im Schlaf freigesetzt wird, den man aber nun nicht mehr hat) zum Muskelabbau und Fettanbau. Schöne Aussichten und ebenso schöne Ansichten also. Allerdings gehen wir im fortgeschrittenen Alter ohnehin nicht mehr so oft ins Freibad, sondern eher zur Unterwassergymnastik, wo wir uns diesbezüglich in guter Gesellschaft befinden.

Wenn uns DHEA auf »Sparmodus« bringt, so setzt es an der Wurzel an. Denn dieses Hormon geht direkt in die Kraftwerke der Zellen, die Mitochondrien, und schraubt wie ein russischer Oligarch die Energieversorgung runter. Das bedeutet nicht nur eine Entspannung des Menschen, sondern auch eine Schonung der Zellen. Denn bei der Bereitstellung von Energie fallen Abfallprodukte an, freie Radikale, die die Zellen schädigen können.

Das Motto »Wenn du es eilig hast, gehe langsam« schont Schuhwerk und Nerven. Zumindest die eigenen. Denn die cortisolgetriebenen Drängler produzieren in ihrer zornigen Ungeduld noch mehr von dem Stresshormon Cortisol. Ihnen fehlt die Geduld, die Ruhe – und oft auch DHEA.

Für das Gehirn scheint DHEA ein Hormon von derart großer Wichtigkeit zu sein, dass es dieses sogar selbst produziert. DHEA stärkt und schützt die Nervenverbindungen. Und die Gliazellen im zentralen Nervensystem können tatsächlich auch Steroidhormone herstellen. Wie ein Schutzmechanismus steigt ihre Konzentration im Gehirn in den Nachtstunden an. Vielleicht als Ausgleich, als Schutz vor Überreizung, denn in dieser Zeit produziert die Nebenniere das Stresshormon Cortisol.

DHEA hat aber noch eine weitere nette Eigenschaft: Es unterbindet die Fettsynthese in den Fettzellen und es regt jene Enzyme an, die die Fettsäuren in Energie umwandeln – in diesem Fall in Wärme. Wärme abgeben, statt Fett ansetzen – noch so ein Motto des DHEA. Doch – Sie können es sicherlich schon erahnen, was mit diesem wunderbaren Hormon im Laufe unseres Lebens passiert – es kommt uns sukzessive abhanden. Und konnten wir als 20-Jährige noch die massiven ernährungstechnischen Vergehen der letzten vier Wochen mit einem Klimmzug wieder wettmachen, so müssen wir Gealterten nun für eine einzige Kugel Eis zu viel vier Wochen durchgehend an der Stange hängen. DHEA ist jenes Hormon, das die »Body Composition«, also die Körpersilhouette, jugendlich erhält. Der zunehmende Mangel lässt die Schwerkraft ihre unbarmherzige Auswirkung entfalten.

Der Wiener Hormonspezialist Johannes Huber schwärmt von den Effekten dieser Substanz und steht einer künstlichen Zufuhr von DHEA als Anti-Aging-Mittel positiv gegenüber. Denn so wie der Spiegel dieses Hormons mit dem Alter abnimmt, denkt sein Gegenspieler Cortisol nicht im Traum daran – es hält uns hartnäckig in seinen Fängen. Die grantigen Alten (Cortisol), die von der vergangenen, guten alten Zeit schwärmen (DHEA) – sie sind die Parabel für diesen biochemischen Prozess.

Das DHEA also darf im »Hormon-Starter-Kit« der Anti-Aging-Spezialisten nicht fehlen. Man kann es schlucken, man kann es auch auf die Haut auftragen, man kann auch darin baden, so man vermögend genug ist. Denn da es die Muttersubstanz der Geschlechtshormone ist, also Vorläufersubstanz von Testosteron und Östrogen, kann man es dem Körper zur Verfügung stellen. Dann soll der Körper selbst und nicht der Arzt schauen, was er daraus herstellen möchte.

Nicht verwunderlich, dass auch die Kosmetikindustrie seit der Entdeckung von DHEA in den 1980er-Jahren in Goldgräberstimmung geriet. Hat man nun endlich doch den lang ersehnten Jungbrunnen gefunden? Oder, noch viel wichtiger: Könnte man zumindest in der Werbung behaupten, den lang ersehnten Jungbrunnen gefunden zu haben? So ohne Gefahr, verklagt zu werden? Rasch musste ein Testimonial her, ein bekannter Schauspieler, der zwar alt war, durch die vielen Operationen aber jung aussah und sich das Zeug sinnlich auf die Wangen schmierte. Das kaufen die Konsumenten ab und so richtig schaden tut man ihnen damit auch nicht … denn die positive Wirkung auf den Alterungsprozess ist immerhin noch umstritten und die möglichen Nebenwirkungen sind es auch. Sicherheitshalber steht DHEA so jedenfalls schon einmal auf den Dopinglisten, man weiß ja nie.

Hierzulande ist der Verkauf nur als verschreibungspflichtiges Kombinationspräparat erlaubt. In den USA wird es als Nahrungsergänzungsmittel verhökert und steht in den Drugstores in dem Regal gleich neben den Kopfschmerztabletten und den geladenen Handfeuerwaffen. Dem alternden, lethargischen Mitteleuropäer aber bleibt nur die Möglichkeit, den Stoff der Jugend über den Hormonexperten des Vertrauens und internationale Apotheken zu beziehen. Der modern denkende alternde Mitteleuropäer hat jedoch längst die Untiefen des World Wide Web entdeckt und unter Suchbegriffen wie »Omi« + »jung« + »schön« rasch das DHEA-Präparat seiner Wahl zum Verkauf entdeckt.

Wie bei allen körperlichen Veränderungen stellt sich die Frage, ob es nicht einen tieferen Sinn hat, dass ein Hormon wie das DHEA im höheren Lebensalter nur noch zu 20 Prozent vorhanden ist? Ob das Anfüllen der Hormontöpfe bis zum Ladenschluss ethisch und ökologisch vertretbar ist? »Fit am Sterbebett« ist zwar ein durchaus lohnenswertes Ziel, aber wenn die Hormone noch weiter wollen, der Mensch jedoch schon genug hat, kann das den Lauf des Lebens vielleicht in Unordnung bringen. Es muss nicht nur positiv sein, wenn man im Zuge der letzten Ölung noch mit einem Sixpack, rosiger Haut und einer Dauererektion im Krankenhaus liegt.

Leider geil! – Der hormongesteuerte Mann

Wann ist ein Mann ein Mann: Androgene

Wie wäre die Welt ohne Androgene? Friedfertiger? Autofrei? Langweiliger? Zumindest wäre sie weiblicher.

Androgene sind, als Überbegriff für die männlichen Sexualhormone, logischerweise erst mal für das Funktionieren zwischen Nabel und Knie zuständig. Sprich: Erektion, die Produktion von Spermien oder Libido (die sich jedoch, wie Frauen wissen, eher im Kopf abspielt, was Männer allerdings nicht so sehen, denn dort kribbelt es ja nicht). Androgene sind auch für die Mannwerdung zuständig, durch sie also bildet sich die tiefe Stimme, der Bartwuchs, die Fett- und Muskelmasseverteilung und der typisch männliche Blick, ohne den der Geschlechtsakt nie zustande kommen könnte.

Wenn die Brunft über die Vernunft siegt: Dürfen Hormone als Ausrede herhalten?

Man gibt den Hormonen gerne die Schuld an Handlungen, die nicht so ganz dem Knigge entsprechen, wie Po-Grapschen, Dekolleté-Glotzen oder Herrenwitze-in-der-Damensauna-erzählen.

Gerade Männer scheinen »nicht anders zu können«, wenn die Brunft über die Vernunft siegt. Wenn sie im »Hormonstau« (wo auch immer der im verzweigten Verkehrssystem unseres Körpers sein soll) eine Rettungsgasse bilden müssen, um das Testosteron rasch mal durchzulassen. Oder wenn die Natur dazu nötigt, das unendlich wertvolle genetische Material des Traumprinzen nicht auf ein, sondern gleich auf mehrere Weibchen zu verteilen.

Frauen sollten allerdings nicht voreilig die Männerwelt liebevoll als »archaisch vertrottelte und triebgesteuerte Urzeitviecher« titulieren. Denn auch die weiblichen Hormone, vorzugsweise die Sexualhormone, üben ihre Macht nicht nur auf den Körper, sondern auch auf den Geist aus. Abseits von Pubertät, Schwangerschaft und Klimakterium machen die Frauen jeden Monat mehr oder minder ausgeprägte hormonelle Wechselbäder der Gefühle durch. Bei einem Drittel aller Frauen schwankt die Stimmung im Rahmen des PMS, bei etwa zwei Prozent kippt sie bereits. Aus dem SCHEAZ (»Schlechtesten Ehemann Aller Zeiten«) vor der Menstruation wird am Tag drauf bereits wieder der SCHATZ (»Schönster, Angenehmster und Teuerster Zeitgenosse«). Allein der Partner hat sich in den paar Tagen wohl kaum psychisch und spirituell weiterentwickelt.

Nach den Kriminalstatistiken werden in der PMS-Phase auch vermehrt Verbrechen durch Frauen begangen. Obwohl solche Statistiken mit Vorsicht zu behandeln sind und der Großteil der Taten nach wie vor von Männern begangen wird, trägt die US-amerikanische Rechtsprechung diesem Umstand bereits Rechnung und lässt das PMS als strafmildernden Umstand gelten. Allerdings trauen die amerikanischen Gerichte den Bürgern auch nicht zu, darüber Bescheid zu wissen, dass man einen nassen Pudel nicht in der Mikrowelle trocknet oder die Verpackung des Hamburgers nicht zum Verzehr vorgesehen ist. Hierzulande wird man also mit der Ausrede »PMS« vor Gericht nicht freikommen, wenn man den Göttergatten einen Tag vor der Regel mit der Fernbedienung erschlagen hatte.

Im Rahmen einer Geburt kann es allerdings sehr wohl zu gravierenden psychischen Veränderungen kommen, bis hin zu psychiatrischen Störungen. Nach dem Strafgesetz wird die Tötung eines Neugeborenen durch die Mutter, unter dem Einfluss der Geburt (und damit der Hormone), weitaus milder bestraft als eine Tötung unter anderen Umständen. Keine Missverständnisse: Den Gerichten geht es dabei alleine um die psychische Ausnahmesituation der Mutter, nicht um das Alter des Kindes!

Die Hormone haben zum Glück nicht immer so dramatische Auswirkungen. Und es sind nicht allein die Frauen, die davon betroffen sind. Auch Testosteron, das zur falschen Zeit durch die Adern fließt, kann Menschen in große Schwierigkeiten bringen. Persönlich, wenn man eine Schlägerei mit einem Stärkeren beginnt; beruflich, wenn der Stärkere der Vorgesetzte ist; familiär, wenn man nach dem Seitensprung nicht mehr zurückspringen kann; und sozial, wenn man als angesehenes Mitglied der Gesellschaft beim Grapschen erwischt wird.

Johannistrieb: spitz wie Lumpis Nachbar

Bevor dem geneigten Leser beim Wort »Johannistrieb« sich ein dreckiges Grinsen im Gesicht festsetzt: Ursprünglich stammt das Wort »Johannistrieb« aus der Botanik. Es beschreibt den zweiten Austrieb von Bäumen oder Pflanzen, meist um die Zeit des Johannistags (24. Juni). Dieses verfrühte Treiben der Knospen, die bereits für das kommende Jahr angelegt sind, tritt auf, wenn es zuvor Frost gab und nach warmem Wetter wieder regnet.

Der Dichter Friedrich Rückert (1788–1866) hat dies als Gleichnis genommen: »Ihr späten Triebe, die ihr jetzt die frühverdorbenen schön ersetzt, Euch, ihr Johannistriebe, vergleich ich meine Liebe.« In den neuen Sprachgebrauch übersetzt, bedeuten diese Zeilen: »altersgeil«! Die kurze Übersetzung mag vielleicht nicht ganz dem poetischen Vorbild gerecht werden, trifft die Sache aber eher auf den Punkt, da die Hormone selbst nicht viel von schwülstigen Umschreibungen und Vorgeplänkel halten, sondern gleich zur Sache kommen.

Dass ältere Männer, die Interesse an Sex zeigen, als »geile Böcke« bezeichnet werden, wird der Sache dann wiederum aber bei Weitem nicht gerecht. Schließlich sind auch junge Männer »geile Böcke«. Oder glauben Sie ernsthaft, ein Pubertierender hätte weniger Lust? Ein Twen wäre nicht ständig auf der Suche nach erotischen Abenteuern? Ein Mittvierziger würde es nicht lieber wild treiben, als seine genagelten Lackschuhe stundenlang mit einer Glanzbürste aus Pferdehaar zu putzen? Dies sei auch all jenen Frauen gesagt, die bei Männern zuerst auf die Schuhe blicken, um zu wissen, wen sie vor sich haben.

Die Vorstellungskraft der meisten Menschen reicht für eine Liebesgeschichte wie die von dem sehr jungen »Harold« und der sehr viel älteren »Maude« oft nicht aus. Männer und Frauen im fortgeschrittenen Alter, so finden viele, sollen den Sex gefälligst den Jungen überlassen. Es gibt ohnehin nur so wenig davon! Doch es ist nicht das Alter. Es sind – in diesem Fall tatsächlich – die Hormone. Und die funktionieren – sind sie nur vorhanden – bei einem pickeligen 14-Jährigen genauso wie bei einem glatzköpfigen 78-Jährigen, bei Männern und bei Frauen und bei allen, die dazwischen liegen.

Hormon als Staatsfeind Nummer eins

Dennoch scheint es noch genügend Reste an Testosteron im älteren Mann zu geben. Untersuchungen zufolge sind fast vier von zehn Männern in der Altersgruppe 75 bis 85 sexuell aktiv. Bei Frauen sind es nicht mal 20 Prozent. Entweder das Interesse am Sex ist tatsächlich geschlechtsspezifisch oder die Männer sind, wie in jüngeren Jahren auch, die besseren Lügner.

Wenn man honorige Herren, wie den ehemaligen CIA-Direktor David Petraeus, den ebenfalls ehemaligen Währungsfonds-Chef Dominique Strauss-Kahn, eine steirische Eiche in Form eines Ex-US-Gouverneurs sowie einen US-Präsidenten mit Vorliebe für Praktikantinnen, googelt, so stößt man weniger auf deren langjährige glänzende berufliche Karrieren als auf ihre Leidenschaft für jüngere Damen und die Folgen einer intensiven Drüsentätigkeit. Die Liste der Herren und Vorfälle ließe sich noch lange fortsetzen. Hormone können eine Person rascher zu Fall bringen als intrigante Gegner oder eine rutschige Duschmatte.

Die Idee, dass viele dieser Personen nach wie vor in Amt und Würden wären, hätten sie rechtzeitig ein »Fidelity-Hormone«, also das Treuehormon Oxytocin verabreicht bekommen, mag zwar märchenhaft bezaubernd sein, hätte die Männer jedoch nicht von ihren Vorhaben abgebracht.

Männerspielzeug Testosteron

Mehr noch als das Kind im Mann ist es der Mann im Mann, der das Verhalten bestimmt. Testosteron findet sich nun mal in weitaus größerer Menge in der männlichen denn in der weiblichen Blutbahn und sorgt dort für eine Reihe schräger Effekte.

Testosteron und Aggression

Nach einer UNO-Studie sind über 80 Prozent aller Mörder Männer. Allerdings sind auch 80 Prozent aller Mordopfer Männer. Somit sind 160 Prozent aller Männer in Mordfälle verwickelt.

Männer agieren aggressiver als Frauen, zeigen verschiedene Untersuchungen, sagt einem irgendwie aber auch die Erfahrung. Situationen, die man theoretisch als »Alltag« beschreiben könnte, fallen für so manchen Mann in der Praxis unter die Rubrik »Krieg«: der Straßenverkehr an sich, die Warteschlange in ihrem gesamten Wesen sowie Schieds- und Linienrichter als »Achse des Bösen«.

Die Diskussion, ob nun der Mann – wie man aus den Nachrichten unschwer ableiten kann – prinzipiell von seinem Wesen her gewaltbereiter ist als die Frau, hat längst die medizinische Fachgrenze überschritten. Es wäre eine männerzentrierte Sichtweise, würde man die Aggression lediglich auf körperliche Gewalt reduzieren. Soziologische Forschungen zeigen, dass Frauen anders, aber nicht unbedingt minder aggressiv handeln: Mobbing, Lästern, gegenseitiges Ausspielen – das können zwar die Jungs auch, aber oft nicht in der vollendeten Ausprägung von Frauen. Auch sie sind also nicht ohne, attackieren meist aus Frust, nach Beleidigungen, zum Schutz der Angehörigen oder aufgrund eines Partners, der wieder mal überhaupt nicht schnallt, um was es im Leben eigentlich geht.

Ballaballa statt Bungabunga: Spielen mit Waffen erhöht den Testosteronspiegel

Die amerikanische Psychologin Jennifer Klinesmith vom »Knox College« in Galesburg, Illinois, führte vor einigen Jahren eine Studie an 30 Männern durch und untersuchte, wie man den Testosteron- und damit auch den Aggressionspegel bei Männern erhöhen kann.

Die Wissenschaftler drückten den Versuchspersonen dazu eine Spielzeugpistole in die Hand und beauftragten die Probanden zunächst, sich eine viertel Stunde lang damit zu beschäftigen. Die Kontrollgruppe bekam in der Zwischenzeit ein Brettspiel zur Verfügung gestellt. Über Speichelproben wurden dann die Veränderungen ihrer Testosteronspiegel gemessen. Und in der Tat stieg er bei der Waffengruppe um 30 Prozent an. Bei den Brettspielern regte sich nichts in den Hormondrüsen.

Nach Aussagen des deutschen Neurobiologen Manfred Spitzer führt das Hantieren mit einer Waffe zu einer ganzen Reihe von Vorgängen im Gehirn. Es kommt zu einer Aktivierung all jener Bereiche, die mit dem Begriff »Waffe« assoziiert werden. Manche denken ans Schießen, an Macht, Gewalt und Kraft, andere an Bruce Willis oder die Debatte zur Heeresreform. Man spricht von Bahnungseffekten: Über Assoziationsketten werden auch andere Hirnareale voraktiviert und langfristig miteinander verknüpft. Auf der anderen Seite trägt eben auch das Testosteron seinen Teil zur Steigerung des Aggressionslevels bei. Testosteron macht aggressiv, so werden die entsprechenden Zonen im Gehirn aktiviert, die wiederum selbst den Testosteronspiegel in die Höhe treiben können. Es ist eine Art Spirale der Gewalt im Kopf.

Dass das männliche Imponiergehabe beim Herumspielen mit einer Waffe (wahrscheinlich funktioniert das Ganze auch mit einem Smartphone oder beim Versuch, am Pissoir die in der Muschel aufgedruckte Fliege zu treffen) zu mehr Testosteron führt, war also mit der Studie von Jennifer Klinesmith klar. Doch bedeutet das auch, dass die Männer aggressiver sind?

Dazu bedienten sich dieselben Forscher im Rahmen ihrer Untersuchung eines weiteren Tests, der bekanntermaßen das Aggressionspotenzial recht gut überprüfen kann: das »Hot Sauce Paradigm«, das bereits 1999 erstmals beschrieben wurde. Dazu sollen die Versuchspersonen als Tester agieren und für eine weitere Person eine extrem scharfe Gewürzsauce herstellen. Dass diese weitere Person nur fiktiv ist, weiß der Proband nicht. Je mehr Chili-Tropfen der Proband zum Wasser hinzugefügt, je schärfer er die Sauce also würzt, desto aggressiver ist er. Dieses etablierte psychologische Tool können Sie übrigens auch heimlich selbst als Beziehungs-Check verwenden. Wenn Sie von Ihrem Partner ein Essen serviert bekommen, das Ihnen sämtliche Körperöffnungen wegbrennt, sollten Sie möglicherweise die Hilfe eines Paartherapeuten in Anspruch nehmen.

Denn die Ergebnisse waren eindeutig: Jene Männer, die sich zuvor eingehend mit der Pistole beschäftigt hatten, gaben im Schnitt dreimal so viel Chili-Tropfen in das Glas wie die Brettspieler. Je höher der Testosteronspiegel, desto höher demnach auch die Gewaltbereitschaft, lautet die Schlussfolgerung der Forschergruppe. Und das alles alleine durch den Anblick und das Hantieren mit einer nicht mal echten Knarre. Was in den Köpfen von Staatsoberhäuptern vor sich geht, die mit funkelnden Augen Militärparaden abnehmen und sich wissbegierig die Funktionsweisen einer Schnellfeuerwaffe erklären lassen, kann man sich nur ausmalen.

Testosteron macht sprachgewandt und orientierungslos

Dass Testosteron die Triebfeder für die männlichen Triebe darstellt, darf als bekannt vorausgesetzt werden. Auch dass eine Person, die gerade die eigenen Instinkte von der Leine lässt, in dieser Zeit nicht allzu sehr über das Leben an sich, die Wirtschaftskrise oder die Möglichkeit, dass sich zwei parallele Linien in der Unendlichkeit doch noch kreuzen könnten, nachdenkt. In Zeiten des hormonellen Aufruhrs gelangen höchstens Grunzlaute aus dem Mund eines Mannes, vielleicht noch die eine oder andere Lüge, um rascher ans Ziel zu gelangen. Dennoch scheinen Männer in dieser Phase eloquenter zu sein.

Bei den Frauen wusste man bereits, dass Östrogen zu einer Verbesserung dieser Qualitäten führt. Die Universität Manchester untersuchte für die Weltgesundheitsorganisation WHO den Einfluss des Testosteronspiegels auf die Redefähigkeit der Männer. Dazu wurden 15 Versuchspersonen wöchentlich 200 Milligramm Testosteron injiziert. Es zeigte sich nach einem Monat eine Verbesserung des Sprachvermögens um 20 Prozent. Das war's dann aber auch, besser wurden sie danach nicht mehr. Bemerkenswerterweise verschlechterte sich das räumliche Vorstellungsvermögen, wenn es etwa darum ging, sich anhand einer Landkarte zu orientieren. Die Schlussfolgerung, dass Männer, die lieber selber auf der Karte nachsehen, als verbal nach dem Weg zu fragen, einen niedrigen Testosteronspiegel aufweisen, kann jedoch nicht getroffen werden. Die Beobachtung, dass sich Männer im Testosteronrausch um Kopf und Kragen reden, dabei jedoch völlig orientierungslos sind, lässt sich aber mit dieser kleinen Studie zumindest ansatzweise erklären.

Männliche Power auch für Frauen

Ja, auch Frauen haben Eier. Zumindest bildlich gesprochen. Zumindest können sie in ihren Eierstöcken und der Nebenniere auch das männliche Sexualhormon produzieren. Es macht agil und steigert die Libido. Wie beim Mann nimmt es mit zunehmendem Alter jedoch ab. Und auch die Antibabypille kann das Testosteron zurückdrängen.

Der weibliche Organismus kann jedoch auch Testosteron in Östrogen umwandeln, was wiederum gut für die Stimmung und die Zufriedenheit ist. Vielleicht auch, weil man damit, zumindest auf biochemischer Ebene, die männlichen Boten in ihre Einzelteile zerlegen konnte.

Sport zu treiben steigert übrigens ebenfalls den Testosteronspiegel bei Frauen. Selbst wenn man statt Boxen, Fußball oder Formel-1-Rennen Zumba tanzt.

Wenn Männer ihre Tage haben

Gibt es einen männlichen Zyklus? Die Beantwortung dieser Frage interessiert sicher einige Lebenspartnerinnen von Männern, die nicht nur gelegentlich, sondern in regelmäßigen Abständen seltsam werden. Interessiert ist aber auch die Industrie, die bereits an Werbesujets für die Männerpille bastelt. Doch diesen möglichen, sehr dezenten biologischen Rhythmus zu identifizieren, ist in einer lauten und mit vielen Störfaktoren behafteten Welt schwierig.

Hormone im Weltall

Einen Hoffnungsschimmer gab 2011 die »Mars-500-Studie«. Es ging allerdings nicht darum, in welcher Zeit Männer 500 Stück Schokoriegel verputzen können, sondern um ein Projekt zur Vorbereitung auf den ersten bemannten Flug zum Mars. Dieser soll in den 2030er-Jahren erfolgen, um auf neue Probleme zu stoßen, da wir jene auf der Erde bekanntlich schon gelöst haben.

Für die Studie suchte man Männer, die sich freiwillig für 520 Tage ohne Sonnenlicht und direkten Kontakt zur Außenwelt in einen Raum einsperren lassen wollten – und das alles lediglich bei Fertigmahlzeiten aus der Kühltruhe. Anscheinend sahen viele Männer keinen großen Unterschied zu ihrem Alltag, denn immerhin meldeten sich über 5000 Personen freiwillig.

Im Juni 2010 wurden die Gewinner-Kandidaten dieser wissenschaftlichen Big-Brother-Version nahe Moskau in das Simulationsraumschiff gesetzt: drei Russen, zwei Europäer und ein Chinese. Was wie der Beginn eines schlechten Witzes klingt, sollte sich für die Freunde des Männerzyklus als kleine Sensation entpuppen.

Ursprünglich wollte man nur den Salzhaushalt untersuchen. Zur Überraschung der Forscher zeigte sich, dass das aufgenommene Salz in der Nahrung nicht, wie vermutet, nach einem Tag wieder ausgeschieden, sondern über einen längeren Zeitraum vom Körper gespeichert wurde. Der Männerkörper folgt also einem mehrtägigen Bio-Rhythmus. Begleitet wurden die zyklischen Veränderungen in der Salzkonzentration von wechselnden Blutspiegeln mehrerer Hormone: Aldosteron (für Salz- und Wasserhaushalt), Cortisol (zuständig für den ganz persönlichen Stress) und – Testosteron (!). Voilà! Dabei schwankt die Hormonkonzentration in einem Rhythmus von sieben, 14 und 28 Tagen.

Studienleiter Jens Titze von der Universität Erlangen-Nürnberg bezeichnete diese Schwankungen als »männliche Regel«. Einige Fachexperten waren darüber gar nicht erfreut, aber immerhin ist der Begriff seitdem geprägt und damit mehr als nur ein Hirngespinst. »Es gibt Steroidhormone, die zyklisch schwanken. So etwas hat man beim Mann noch nie zuvor beobachtet«, behauptet der Forscher standfest.

Damit hat er Spekulationen Tür und Tor geöffnet. Wann gibt es endlich die Pille für den Mann? Haben Männer auch ein PMS? Und gelten die Ergebnisse des mit den Männern durchgeführten Mars-Experiments auch für Frauen bei der Simulation eines Venus-Fluges?

Männliche Wechseljahre

Männer wechseln nicht so gerne wie Frauen. Angeblich wechseln zwar 90 Prozent aller Frauen, jedoch nur ein Drittel der Männer täglich die Unterhose. Ähnliches gilt für die Hormone.

Der Wechsel, die Menopause, das Klimakterium, der »Zustand, bei dem meine Frau noch komischer drauf ist als sonst« ist ein Phänomen, das in der Gesellschaft vor einigen Jahrhunderten noch keine allzu große Rolle spielte. Die Damen erlebten diese Alterungsphase nicht mehr, es war durchaus üblich, dass sie zuvor das Zeitliche segneten. Die Männer zumeist übrigens auch. Deshalb mussten sie in den ersten 30 Lebensjahren eine Menge unterbringen, komponierten Symphonien mit 15, eroberten den halben Orient mit 21 oder gaben mit langem Rauschebart und am Stock hinkend als die »Ältesten« philosophische Weisheiten an die Jungen weiter – mit 27.

Heute geht sich das alles nicht mehr aus. Alleine die Zeit, die heute vor den Fernsehgeräten und den Spielkonsolen verbracht wird, macht es für den Durchschnittseuropäer fast unmöglich, in den ersten drei Lebensdekaden die Weltherrschaft zu übernehmen. Die Jungen, die das trotzdem schaffen, brauchen nicht nach draußen zu gehen, sondern bleiben in ihren Kinderzimmern und erfinden Facebook oder Google. Sie sind allerdings eher eine Ausnahme.

Wenn die Hormone langsam schwinden

»Der Herr hat's gegeben, der Herr hat's genommen.« Auch die Hormone. Zumindest werden sie den Herren einmal genommen. Kann man sich in der Pubertät gegen einen Ansturm der Botenstoffe kaum wehren, so ist irgendwann einmal tote Hose. Der Mensch beginnt zu altern, das bedeutet, die verschiedenen Bestandteile des Körpers bilden sich zurück. Außer vielleicht die männliche Ohrmuschel. Sie scheint sich mit jedem Lebensjahrzehnt gemeinsam mit den darin befindlichen Haarbüscheln sukzessive zu vergrößern.

Hormonproduzierende Organe werden hingegen kleiner. Diese Rückbildung, auch Involution genannt, führt im Großen und Ganzen dazu, dass die Hormontöpfe geleert werden. Die Aktivitäten von Hypothalamus, Hypophyse und auch Keimdrüsen werden schwächer. Dies bedeutet weniger Androgene, auch weniger Wachstumshormone (außer denjenigen für die Ohrmuschel), weniger Schilddrüsenhormone, Melatonin oder auch Leptin.

Die Testosteronproduktion wird runtergeschraubt, warum auch nicht, der Mann hat schließlich seine Schuldigkeit an seiner Art getan und benötigt solche Spielereien nicht mehr in seinem Portfolio. Es kommt auch zu einer Abnahme der Leydig-Zellen (auch: Zwischenzellen) in den Hoden, in denen die Sexualhormone gebildet werden. Im Vergleich zu einem 20-jährigen Altersgenossen verfügt der alternde

Mann nur noch um die Hälfte dieser Zellen, die für die Fortpflanzung so wichtig sind. Allerdings weist nur ein Drittel der über 80-jährigen Männer extrem niedrige Testosteronwerte auf. Sie sind also noch immer Mann genug, um vom anderen Geschlecht als »Geilspecht« bezeichnet zu werden.

Mit dem Absinken des Testosterons kommt es zu Schwäche, zu Müdigkeit, die hormonellen Batterien sind schlicht leer. Dazu kommen noch eine erektile Dysfunktion, also die Potenzstörung, und der Libidoverlust, also der Mangel an Lust. Wenn die Potenzstörung den Mann vor dem Lustmangel heimsucht, ist die Depression nicht weit. Es gibt zwar mittlerweile Abhilfe in Form von hellblauen, rautenförmigen Tabletten, die die Latte wieder höher legen können. Doch dann kommen wieder die Internisten, die Spaßbremsen, und raten von der Verwendung dieser Potenzmittel dringend ab unter Hinweis auf die gleichzeitig vorliegende Herzschwäche. Zu allem Übel führt der Mangel an männlichen Geschlechtshormonen auch zur Abnahme der Muskelmasse. Dafür wird mehr Fettgewebe angesetzt.

Was hat man also von dieser Entwicklung? Mitunter weniger Scherereien. Weniger testosterongeschwängerter Drang nach weiblichen oder anderen männlichen Wesen hätte schon früher vielen Männern einige Schwierigkeiten ersparen können. Nun kehrt Ruhe ein. Aber nicht ganz. Zur Erinnerung: Es ist noch genug Hormon da, um zumindest von der jungen Krankenschwester zu schwärmen und nette Komplimente zu machen, damit sie die Schnabeltasse ein wenig länger anhält.

Klimakterium des Mannes

In Analogie zur Menopause bei den Frauen kommt es auch bei Männern zu einer verringerten Produktion von Sexualhormonen. Das »Climacterium virile« ist 1910 erstmals wissenschaftlich beschrieben worden. Bis heute ist sich die (männlich beherrschte) Medizin nicht einig, ob es männliche Wechseljahre »objektiv« überhaupt gibt. Nichtsdestotrotz kann man ja sicherheitshalber mal ein paar Präparate an den Mann bringen. Sonst nehmen Männer ja eher ungern Medikamente ein. Geht es aber um die Männlichkeit, so schlucken sie brav die bitteren Pillen. So ist die Industrie hoch erfreut, nun auch diese

Klientel bedienen zu dürfen, die ihnen zuvor hormonell durch die Lappen gegangen war.

Die Beschwerden, von denen ein Mann im Zuge seiner Wechseljahre geplagt sein kann, sind im Vergleich zum weiblichen Klimakterium harmlos und oft nicht als Wechseljahrbeschwerden zu erkennen. So kommt es zu einer verringerten Libido, einem Leistungsverlust und Müdigkeit, wenn die Triebfeder des Testosterons erschlafft (und nicht nur die, denn Erektionsstörungen können ebenso auftreten).

Hinweis auf das männliche Klimakterium ist auch, wenn ein Mann beginnt, den Sinn des Lebens zu hinterfragen. Ab diesem Zeitpunkt sollte jede Partnerin bemerken, dass mit ihrem Schatz etwas nicht in Ordnung ist. Dieses Symptom ist nicht zuletzt deswegen so schwerwiegend, da der Schatz nicht gewöhnt ist, sich darüber Gedanken zu machen, und von der Wucht der Erkenntnisse überfordert ist. Schließlich gilt es nun all das aufzuarbeiten, was Mann ein Leben lang verdrängt hat. Das Testosteron hat bislang gute Dienste damit geleistet, Dinge, die funktionieren, nicht zu hinterfragen, und Dinge, die nicht funktionieren, zu ignorieren.

Das Klimakterium des Mannes kann zu depressiven Stimmungslagen führen. Wen wundert's, denn der Wegfall der hormonellen Energie lässt zudem die Gemütlichkeit einkehren und damit die Kilos um die Körpermitte anwachsen. In Kombination mit der verbrannten Erde (oder besser gesagt den verlorenen Haaren), die das Testosteron auf dem Haupt zurückgelassen hat, wird aus dem gestählten Jüngling mit der vollen Mähne ein, nun ja – Mann im besten Alter!

Wenn Sie also als Frau meinen, endlich Ihr persönliches Ziel in der Partner-Education erreicht zu haben, da Ihr Mann seinen Gefühlen freien Lauf lässt und auch mal weint, heften Sie seinen Zustand nicht unbedingt an Ihre Fahne des Erfolgs. Ohne Testosteron kann das jeder Mann!

Laut Untersuchungen sinkt bei Männern mit sehr niedrigem Testosteronspiegel und damit einem erhöhten Bedürfnis, nichts zu tun, auch die Lebenserwartung. Nun schlagen all die Zivilisationskrankheiten zu, die zuvor über die Jahre akribisch vorbereitet wurden, nun aber den nötigen Körper vorfinden, um sich zu entfalten. Das sind zum Beispiel Diabetes, Herzinfarkt oder Schlaganfall. So folgt eine schlechte Nachricht auf die andere – schlechter Prostatawert, miese Blutbefunde, Übergewicht, Potenzprobleme – und wie Hiob peitscht es die armen Männer durch das späte Leben.

Wer nun denkt, das sei ein Phänomen von Greisen, die nur noch die letzten irdischen Jahre mit diesen Zuständen zu leben hätten, irrt gewaltig: Denn den höchsten Testosteronwert haben die Männer mit dem Ende der Pubertät, ab 20 beginnt er zu fallen. Um bis zu zwei Prozent pro Jahr. Die ersten diesbezüglichen Symptome zeigen sich schon mit 40.

Männerärzte, wie der Linzer Georg Pfau, versprechen Hoffnung. Wer ein paar Ratschläge beherzigt, könne sein Testosteron ein wenig pushen und die Symptome damit reduzieren: regelmäßiges Kraft- und Ausdauertraining, eiweißreiche Ernährung, kein Stress, keine Süßigkeiten, kein Alkohol. Also alles Dinge, die den Couch-Potato ernsthaft überlegen lassen, ob nun der Testosteronmangel oder die Maßnahmen gegen den Testosteronmangel schlimmer sind. Immerhin: Sex wird auch empfohlen. Jede Ejakulation hebt den Testosteronspiegel. Was all jenen Männern, die die zuvor beschriebenen Probleme im Unterleib haben, wieder mal die Tränen in die Augen treibt.

Wie immer hält die moderne Gesellschaft moderne Maßnahmen bereit, die bequemer sind und den Wechsel-Couch-Potatoes dieser Welt gerecht werden: In Analogie zur Menopause der Frau gibt es eine Hormonersatztherapie – in diesem Fall eben mit Testosteron.

Wie viele Männer tatsächlich unter einem »behandlungsbedürftigen Testosteronmangel« leiden, hängt davon ab, ob man den Arzt, den Patienten oder den Hersteller dieser nicht ganz billigen Medikamente befragt. Als Faustregel nennt der US-amerikanische Androloge David Crawford diese Zahlen: 50 Prozent der 50-Jährigen, 60 Prozent der 60-Jährigen und 70 Prozent der 70-Jährigen. Wer ein wenig in der Schule aufgepasst hat, kann sich ausrechnen, wie es mit den 105-jährigen Männern aussieht. Vielleicht ist es auch die biblische Rückkehr ins Paradies, wenn einem der Testosteronspiegel keinen Strich mehr durch den Lebenslauf macht und man in Frieden mit sich und Eva leben kann. Denn immerhin bezeichnet man diesen Alterungsprozess als »Androgen Deficit in the Aging Male«, kurz ADAM.

Altersdoping mit Testosteron

Was liegt näher, als das fehlende Testosteron zu ersetzen? Das funktioniert doch auch so wunderbar bei den Frauen. Überhaupt scheint sich die Hormonmedizin mehr der Frauen anzunehmen als der Männer. Zu wem soll ein Mann überhaupt gehen? Die Ehefrau geht immer zu ihrer Gynäkologin. Und sie bespricht alles mit ihr. Wie mit einer besten Freundin. Was zum Teufel reden die so lange miteinander? Sicher über das dürftige Sexualleben, über die Depression des Partners, über Dinge, die die Gynäkologin nun wirklich nichts angehen.

Und wohin soll man sich als Mann wenden? Die Urologen bieten sich an. Doch warum müssen sich die Männer einem Doktor anvertrauen, der sonst nur für das Pinkeln zuständig ist? Wie kriegt man im Gespräch mit dem Arzt die Kurve, wie gelingt es, vom tröpfelnden Harnstrahl aufgrund der vergrößerten Prostata zu den inneren Gefühlswelten zu kommen?

Tatsächlich haben Männer einen anderen Zugang zur Medizin als Frauen. Sie wollen in der Regel konkrete Lösungen, diese möglichst rasch, unkompliziert und diskret. Es gilt, um jeden Preis den Mangel an Testosteron zu vertuschen.

Andrologen, also Männerärzte, haben dies erkannt und treten als coole Männerversteher an diese Klientel heran, versuchen, sie dort abzuholen, wo sie sich befinden: also im Auto. Tatsächlich können männliche Patienten eine Vorsorgeuntersuchung eher akzeptieren, wenn sie als »20 000-km-Service« tituliert oder die Darmspiegelung als Auspuff-Check gesehen wird.

In bestimmten Fällen kann die Gabe von Testosteron sinnvoll sein, sagen die Männerärzte. Dass man damit einen Prostatakrebs verursachen könnte, verneinen die Mediziner heute eher, allerdings könnte das Wachstum eines bereits vorhandenen Tumors der Prostata beschleunigt werden. Dies gilt es abzuklären. Als Mann muss man daher damit rechnen, vor der Verschreibung des Heil bringenden Jungbrunnenhormons den Finger des Arztes im Hintern zu spüren.

Bulls without Balls

Wenn Männer derart massiv von ihren Sexualhormonen dominiert werden, drängt sich die Frage auf, wie sie ohne ihre Hoden zurechtkommen würden. Anders gefragt: Steckt das Wesen eines Mannes ausschließlich in seinen formschön verpackten Keimdrüsen unterhalb der Leibesmitte?

Sterilisiert und kastriert

Um gleich einem weit verbreiteten populären Irrtum vorzugreifen: Kastration ist nicht Männern, Sterilisation nicht den Frauen vorbehalten. Das würde auch der EU-Gleichstellungspolitik widersprechen.

Um sich fortpflanzen zu können, benötigt man im Normalfall funktionsfähige Geschlechtsdrüsen, halbwegs intakte Verbindungen dorthin, einen Partner des jeweils anderen Geschlechts, wenn auch nur vorübergehend, und ein wenig guten Willen. Dank der modernen Reproduktionsmedizin sind dies zwar keine unabdingbaren Voraussetzungen mehr, sie erleichtern aber in der Regel die Erfüllung des Kinderwunschs. Und wenngleich der gute Wille bei der Anbahnung und dem Akt der Fortpflanzung hilfreich sein mag, biologisch ist er jedoch ziemlich irrelevant.

Und wenn auch der gute Wille biologisch irrelevant sein mag, so sollten die Geschlechtsdrüsen dennoch halbwegs arbeiten. Im Idealfall arbeiten sie artig mit. Was den Frauen ihre Eierstöcke im Inneren der Bauchhöhle, sind den Männern ihre Hoden, die meist außerhalb herumbaumeln. Denn die optimale Betriebstemperatur zur Herstellung der Samen liegt ein paar Grad Celsius unter Körpertemperatur. Was nicht bedeutet, dass man bei Sex in der Sauna nicht schwanger werden könnte.

Hoden und Eierstöcke, auch Gonaden genannt, sind paarig angeordnete Organe. Jeder Mensch verfügt über zwei Stück. Männer wissen das, da sie des Öfteren nachzählen, Frauen müssen das ihrem Gynäkologen glauben. Die Geschlechtsdrüsen sind in der Lage, einerseits Samen- beziehungsweise Eizellen zu bilden, auf der anderen Seite können sie auch Hormone produzieren. Geschlechtsdrüsen sind also multitaskingfähig – was man von ihren Trägern nicht immer behaupten kann.

Bei der Sterilisation, bei der Samen- oder Eileiter unterbunden werden, soll den Dramen von platzenden Kondomen, vergessenen Antibabypillen und Männern, die ihre Kontrollfähigkeit überschätzen, ein einschneidendes Ende bereitet werden. Hoden- oder Eierstöcke und damit die Hormonproduktion bleiben davon jedoch unberührt.

Im Gegensatz dazu werden bei der Kastration die Keimdrüsen entfernt. Das ist ein Riesenunterschied. Denn der Ausfall der wichtigsten Produktionsstätten der Geschlechtshormone bewirkt Veränderungen im ganzen Organismus.

Ja nachdem, zu welchem Zeitpunkt im Leben eine Kastration erfolgt, sei es durch Krankheit, Unfall oder puren Jux, sei es durch Operationen, Bestrahlungen, Medikamente oder einen gezielten Tritt, hat der Eingriff unterschiedliche Auswirkungen.

Torwart mit hoher Stimme?

Der Torwart, der den harten Lederball in den Unterleib geschossen bekommt und daraufhin die »Unchained Melody« von Mariah Carey in Originaltonhöhe zu singen vermag, darf getrost ins Reich der Legenden geschoben werden. Es sei denn, er besaß dieses Talent bereits vorher.

Tatsächlich kann die Entnahme der Hoden bei bereits durchgemachter Pubertät und damit auch beendetem Wachstum der Stimmbänder nicht mehr viel zu einer hohen Stimme beitragen. Die Mär von der hohen Stimme nach dem Tritt in die Kronjuwelen dürfte auf die ungewohnt hochfrequenten Laute der leidenden Männer zurückzuführen sein, die ungewöhnliche Töne von sich geben.

Dennoch war es früher durchaus nicht unüblich, begabten Knaben mit hübscher Stimme zu zweifelhaft dauerhaftem Ruhm zu verhelfen, indem man sie kastrierte und damit die kindliche Tonhöhe mit der kräftigen Atmung eines Erwachsenen kombinierte. Wurden einige von den »Kastrati« tatsächlich künstlerisch verehrt, so erlitten viele ein unrühmliches Schicksal, endeten im Wanderzirkus oder in der Prostitution. Viele Karrieren verliefen zudem frühzeitig im Sand, manchmal auch, weil die blutige Kastration selbst nicht überlebt wurde.

Das mangelnde Testosteron führte bei den Entmannten nicht nur zu einer hohen Stimme, sondern auch zu einem vermehrten Längenwachstum. Denn das männliche Geschlechtshormon sorgt auch dafür, dass sich die Wachstumsfugen rechtzeitig schließen, was die endgültige Körpergröße einzementiert.

Erst 1922 starb mit Alessandro Moreschi der letzte Kastrat der päpstlichen Kapelle. Und obwohl viele Jugendliche fast alles tun würden, um beim »Next Popstar« zu brillieren, gilt die Kastration als unerlaubtes Doping und zudem als ziemlich uncool. Andererseits ist man sich mitunter bei manchen männlichen Juroren mit einer Stimmlage weit oberhalb des Tenors doch nicht ganz so sicher …

Dass Kastraten heute Geschichte sind, mag für Musikliebhaber bedauerlich sein, für halbwegs human denkende Menschen erfreulich. Ist doch damit auch ein ziemlich dunkles Kapitel der Nachwuchsförderung zu Ende gegangen. Und die beunruhigend klingende Schlagzeile von 2008, dass der »Albanische Fußballnationalspieler Bekim Kastrati nach einer Hoden-Operation aus dem Krankenhaus entlassen wurde«, entpuppt sich doch nur als Folge eines Zusammentreffens von Fortuna Düsseldorf gegen Bayern München.

Kastration im Erwachsenenalter

Die Kastration nach der Pubertät hat naturgemäß nicht so massive Auswirkungen. Dennoch kann der Wegfall des männlichen Testosterons zu depressiven Verstimmungen, zum Verlust der Lust, zu Impotenz oder Störungen im Fett- und Knochenstoffwechsel führen. Eine hohe Stimme wird der Kastrierte aber nicht mehr bekommen. Und einen kleinen Vorteil für diese Männer gibt es auch: Das Risiko für Prostatakrebs ist bei ihnen geringer, da die Hormone das Tumorwachstum vorantreiben.

Mit dem Wegfall des Testosterons werden auch Sexual- und Aggressionstrieb geringer. Deshalb taucht auch die Idee von der Zwangskastration von Triebtätern immer wieder in regelmäßigen Abständen auf. Diese Idee ist nicht neu. In der Geschichte bediente man sich gerne der Zwangskastration, um Gefangene zu demütigen, Sklaven willfährig zu machen oder sich seine persönlichen Eunuchen des Vertrauens heranzuzüchten. Und wenn heute die Volksseele kocht, dann wird also wieder der Ruf laut, einem Übeltäter die Geschlechtsteile – im besten Fall zur Gänze – zu entfernen. In der Schweiz und in Österreich ist, so der Straftäter selbst dem zustimmt, die chemische Kastration mit Hormonpräparaten zulässig. Chirurgisch darf jedoch selbst bei dessen Einwilligung nicht kastriert werden – in Deutschland schon. Das Land musste sich deshalb im Jahr 2012 vom Antifolterkomitee des Europarats einen Rüffel abholen. Denn auch die freiwillige chirurgische Kastration eines Sexualstraftäters würde einen irreversiblen verstümmelnden Eingriff darstellen. Und damit eine Körperverletzung, die nur aufgrund medizinischer Notwendigkeit legal ist, so das Antifolterkomitee.

Hormonelle Steuerung der Geschlechtsdrüsen

So etwas Ungestümes wie die Geschlechtshormone darf man natürlich nicht sich selbst überlassen. Sie müssen gebändigt werden und verfügen – wie übrigens die anderen Hormone auch – über Regelmechanismen. Diese liegen im Gehirn und damit weit über der Gürtellinie.

Konkret ist es wieder mal die Hypophyse, also die Hirnanhangsdrüse, die für die Kontrolle zuständig ist. Sie schüttet zwei für die Geschlechtsdrüsen zuständige Steuerhormone, die Gonadotropine, aus: Das follikelstimulierende Hormon (FSH) lässt, wie der Name schon sagt, bei der Frau die Follikel mit den darin befindlichen Eizellen wachsen und heranreifen. Beim Mann auch. Nur heißen die im Hoden (umgangssprachlich im deutschen Sprachraum gerne als »Eier« bezeichnet) produzierten Zellen irritierenderweise nicht Ei-Zellen, sondern Samenzellen.

Das zweite Hormon ist das gelbfärbende, luteinisierende Hormon (LH). Es sorgt bei der Frau dafür, dass das fertige Ei zur rechten Zeit den Absprung schafft, ist also für den Eisprung zuständig, fördert die Bildung des Gelbkörpers (der nach dem Eisprung verbleibende Teil des Follikels) und sorgt für die Bildung von Östrogen. Beim Mann hat dieses zweite Hormon keinen so blumigen Namen; es klingt ein wenig cooler und heißt »Interstitial Cell Stimulating Hormone« (ICSH). Dieses sorgt neben der Spermienreifung für die Stimulation des Testosterons.

Auch diese Steuerungshormone werden wiederum von einem übergeordneten Zentrum kontrolliert. Vom Hypothalamus wird ein

Gonadotropin-freisetzendes Hormon (GnRH) abgegeben – und zwar nicht kontinuierlich, sondern in Schüben, etwa alle 90 Minuten. Dieser wellenförmige Reiz ist nötig, um die Hypophyse entsprechend zu stimulieren. Ein weiterer Beweis dafür, dass auch Männer den Rhythmus im Blut haben und über einen Zyklus verfügen. Damit hat das männliche Geschlecht wieder einmal eine subtile Körperfunktion entdeckt, die es ignorieren kann.

Seid fruchtbar und vermehret euch!

Schwanger: Nun haben die Hormone das Sagen

In kaum einer anderen Lebensphase wird dem Menschen die Kraft der Hormone derart bewusst wie während der Schwangerschaft. Spätestens dann werden selbst diejenigen Frauen, die stets an der Existenz der kleinen Botenstoffe gezweifelt haben, eines Besseren belehrt. Denn das, was die Hormone nun mit dem weiblichen Körper machen, entzieht sich sowohl dem freien Willen als auch der Vorstellungskraft der Körperbesitzerin: Es erfolgt in den kommenden neun Monaten der Umbau von einem durchwegs reibungslos funktionierenden Organismus in die funktionelle Verpackung eines heranwachsenden Babys. Diesem alleine gilt nun die Aufmerksamkeit; die Hormone sorgen dafür, dass sämtliche Ressourcen und Energievorräte der Schwangeren in die Gebärmutter abgezogen werden. Das mag für viele belastend sein, die Hormone sorgen jedoch auch dafür, dass die Anstrengungen von Schwangerschaft und Geburt schon bald wieder vergessen, verdrängt oder verklärt werden und der dringende Wunsch besteht, all das nochmals durchzumachen.

Einzig die Väter, die nicht vom süßen hormonellen Trank des Vergessens genippt haben, erinnern zaghaft an die vielleicht doch nicht ganz so wunderbaren Monate der »strahlenden Schwangeren«, riskieren jedoch, mit giftigen Blicken und unbefristetem Liebesentzug abgekanzelt zu werden.

Erste hormonelle Grüße vom Nachwuchs: der Schwangerschaftstest

Die meisten Frauen haben in einem gewissen Alter schon einmal selbst eine Hormonuntersuchung durchgeführt, schließlich ist der

Schwangerschaftstest nichts anderes: Er dient zur Bestimmung des Hormons Beta-HCG (Beta-Humanes Choriongonadotropin) im Harn. Ohne Übertreibung ist das wohl die emotionalste aller möglichen Hormon-Nachweismethoden.

Bleibt die (erhoffte oder befürchtete) Monatsblutung aus, kann der Test sofort durchgeführt werden. Das Testergebnis hat eine Sicherheit von 90 bis 99 Prozent. Das ist in der Medizin schon ziemlich sicher. So es der Harn der Frau ist und nicht der potenzielle Vater draufpinkelt (»imperfect use«).

Wenn man einem positiven Ergebnis nicht gleich Glauben schenken möchte, ist dennoch davon auszugehen, dass auch die Produkte anderer Hersteller dasselbe anzeigen werden. Im Schnitt wird jedoch zwei bis acht Mal ein Teststreifen in den Harnstrahl gehalten, bis Frau überzeugt ist. Ich würde sogar davon ausgehen, dass die Hersteller dadurch einen dreimal so guten Umsatz machen.

Ist der Test positiv, so befindet sich die Frau offiziell bereits in der fünften Schwangerschaftswoche! Das klingt paradox, jedoch beginnt die Schwangerschaft rein rechnerisch mit dem ersten Tag der letzten Monatsblutung, das bedeutet, rund zwei Wochen vor der Empfängnis. Jede Frau im gebärfähigen Alter ist also theoretisch in jedem Monat bereits für zwei Wochen schwanger, bevor sie überhaupt schwanger werden kann. Das hat vielleicht etwas mit diesen Quanten zu tun und der Erkenntnis, dass Zeit relativ ist. Oder damit, dass die Berechnung relativ dämlich ist.

Mit den heutigen Messmethoden kann bereits zwei Tage vor Ausbleiben der Regel ein ziemlich zuverlässiger Test gemacht werden, aus dem Blut sogar bis zu einer Woche davor.

Doch was ist passiert, dass man plötzlich etwas im Harn hat, das zu Begeisterung oder Panik führt? Und was wird da gemessen?

Das Schwangerschaftshormon Beta-HCG

Mit der Befruchtung produziert der Eierstock das schwangerschaftserhaltende Hormon Beta-HCG. Die Konzentration verdoppelt sich etwa alle zwei Tage, der höchste Wert wird bis zur zwölften Schwangerschaftswoche erreicht. Dann übernimmt die Plazenta, also der Mutterkuchen, die hormonelle Steuerung, wodurch der Eierstock mit der Produktion von Beta-HCG aufhören kann. Ab der 20. Woche dann ist das Hormon kaum mehr im Harn nachweisbar. Sollte eine allzu gut aufgelegte Schwangere auf die Idee kommen, den Test ihrer Freundin in den eigenen Urin zu tauchen, um ein wenig Verwirrung zu stiften, so wird das zu diesem Zeitpunkt nicht mehr möglich sein. Also: Wenn schon ein dicker Bauch da ist, ist der Schwangerschaftstest wahrscheinlich negativ. Nicht erschrecken, das ist normal.

Für die Ärzte kann der Blutspiegel von Beta-HCG Auskunft darüber geben, ob die Schwangerschaft problemlos voranschreitet. Allerdings kann auch eine Eileiterschwangerschaft, die im Prinzip dieselben hormonellen Veränderungen bewirkt, zu einem positiven Ergebnis führen. Eines der ersten Dinge, die ein Gynäkologe daher tut, ist, einen Ultraschall durchzuführen. Damit sieht er, ob sich der Embryo am richtigen Ort, also in der Gebärmutter, befindet.

Schlechte Nachricht: Dem Beta-HCG schreibt man auch zu, für die Übelkeit und das Erbrechen im ersten Schwangerschaftsdrittel verantwortlich zu sein. Wenn Sie Ihrem Partner, dem Chef oder dem Frauenarzt auf die Füße kotzen, sagen Sie einfach: »Ich war's nicht, das waren die Hormone!«

Bleibt der Kinderwunsch unerfüllt, kann man das Hormon Beta-HCG im Rahmen einer künstlichen Befruchtung einsetzen und mit ihm einen Eisprung herbeiführen. Es hat nämlich große Ähnlichkeiten mit dem luteinisierenden Hormon der Hypophyse. Wie genau und warum das genau funktioniert? Das ist eine recht komplexe Geschichte. Wahrscheinlich denkt sich der Eierstock, er möchte sich nicht blöd anreden lassen, dass da bereits eine Schwangerschaft vorliege, ohne dass er etwas dafür getan hätte. So lässt er eben ein Ei springen. Um des lieben Friedens willen.

Mütterliche Metamorphose

Die Umbauvorgänge, die aus einer Frau eine Mutter machen, sind beunruhigend: Da wird Wasser eingelagert, an Stellen, von denen man gar nicht für möglich gehalten hätte, dass sie dazu in der Lage sind, da wird auch Fett eingelagert, an Stellen, von denen man das zwar vermutet hatte, jedoch auch gehofft, dass es nie passieren würde.

Bei aller Freude, die sich bei den werdenden Eltern meist einstellt, sind solche Veränderungen auch angsteinflößend: nicht nur für die werdende Mutter, auch für den Kindesvater, der beobachten muss, wie sich der Körper seiner Partnerin sukzessive verändert und ihr das (abgesehen von der größeren Oberweite, die manche Männer erfreut) mitunter gar nicht so gut bekommt, wie in den ganzen Schwangerschaftsmagazinen prognostiziert wird; angsteinflößend ist es auch für manchen Arbeitgeber, der sich nach einer Elternzeitvertretung umsehen muss und sowieso schon beim Einstellungsgespräch ein beginnendes Magengeschwür verspürt hatte, in der bangen Vorahnung, Frauen könnten auch schwanger werden.

Der Startschuss zum Umbau des weiblichen Körpers in eine auf neun Monate befristete Wohnung zur Untermiete erfolgt mit der Einnistung der befruchteten Eizelle in die Gebärmutterschleimhaut. Die Munition in der Startpistole ist, Sie haben es sicherlich bereits vermutet, ein Hormon! Es stammt jedoch nicht von der Frau selbst, sondern aus dem neu entstandenen und bereits in der Gebärmutter sesshaft gewordenen Leben.

Plazenta: der Kuchen, den Mutter nicht backen muss

Die Plazenta ist, neben ihrer Ernährungs- und Schutzfunktion für das Kind im Mutterleib, auch befähigt, Hormone zu produzieren. Allen voran natürlich das humane Choriongonadotropin, HCG. Das HCG kennen Sie ja bereits: Auf dem Schwangerschaftsteststreifen verwandelt es ein Minus in ein Plus oder in ein lachendes Babygesicht.

Ab dem vierten Monat wird in der Plazenta auch das Gelbkörperhormon Progesteron gebildet, da die Eierstöcke zu dieser Zeit dessen Produktion eingestellt haben. Das ist auch sinnvoll: Schließlich sollen ja nicht noch weitere Eier heranreifen oder springen. Das Progesteron sorgt dafür, dass keine Regelblutung ausgelöst wird und die Schwangerschaft weiter bestehen bleibt.

Ein weiteres Hormon ist das humane Plazentalaktogen (HPL), das bereits in den ersten Schwangerschaftswochen gebildet wird. Es verwandelt die Brüste vom reinen Anschauungsobjekt und Stabilisator des weiblichen Bewegungsapparates zu aktiv milchproduzierenden Drüsen.

Die Plazenta produziert, wie man heute weiß, jedoch noch weitere Hormone, im Großen und Ganzen alle, die man sich so vorstellen kann, wie Steuerungshormone, Steroide und Neurotransmitter – mit dem einzigen Zweck, die Durchblutung zum Kind zu sichern, damit die Schwangerschaft zu erhalten und auch die Mutter auf Geburt und Stillzeit umzurüsten. Das ist übrigens auch die einzige Aufgabe, die die Plazenta in ihrem kurzen neunmonatigen Dasein hat.

Manchem Mutterkuchen war sogar ein Leben nach der Geburt beschieden. Gemeinsam mit der Eihaut als »Nachgeburt« bezeichnet, wurde diese lange Zeit ins Paradies der Pharma- und Kosmetikindustrie eingelassen und durfte dort als Jungbrunnen dienen. Das ist heute weitgehend verboten. Man kann sie aber auch vergraben. Oder essen. Soll gesund sein. Leckere Plazenta-Rezepte finden sich zuhauf im Internet.

Mutter und Kind: verkabelt

Mit der Einnistung in die Gebärmutter werden über die Plazenta auch die Blutkreisläufe von Mutter und Kind eng miteinander verknüpft. Schließlich sollen all die guten Sachen, die Mami während der Schwangerschaft zu sich nimmt, auch dem Baby zugutekommen. Die leckeren gesunden Sachen, von denen man Mami gesagt hatte, sie wären gut für die Entwicklung des Kindes, die vielen Vitamine und Spurenelemente und manchmal auch das Gläschen Prosecco, um so eine Schwangerschaft auch psychisch überstehen zu können. Zurück kommen nur die für das Baby unbrauchbaren Essensreste, die der mütterliche Organismus dann entsorgen darf. Ein Zustand, der die Mutter-Kind-Beziehung bis in das frühe Erwachsenenalter hinein begleiten soll.

Trotz der direkten Verbindung kommt es im Normalfall nicht zu einer direkten Blutvermischung. In den kindlichen Kreislauf kommen neben Sauerstoff nicht nur die Nährstoffe, Zucker, Eiweiße und Fette, es wechseln auch die Hormone die Seite. Mütterliche Botenstoffe prägen damit das Ungeborene, möglicherweise auch nachhaltig, wie es auf Stress oder Hunger reagiert.

Aus Furcht davor, dem Nachwuchs die Zukunft zu versauen, rufen ganz normale Dinge, wie eine unbedachte mitternächtliche Fressattacke oder die unangemessen große Aufregung über einen weggeschnappten Parkplatz, bei der werdenden Mutter ein schlechtes Gewissen hervor. Das schlechte Gewissen ist noch schlimmer, seit bekannt ist, dass der Mensch nicht allein durch seine Gene definiert ist, sondern dass Umwelt und Gene in einem Zusammenspiel stehen. Das bedeutet: Signale aus der Umwelt wirken auf das Erbmaterial und können dieses beeinflussen. So lassen sich bestimmte Gene aktivieren oder ausschalten.

Das ist einerseits beruhigend, denn wir haben die Hoffnung, dass wir Opas Säufer-Gen, die schlechten Blutgefäße mütterlicherseits oder den vererbten Vorbiss mit ein wenig gutem Zureden und mehr Gemüse auf dem Teller vielleicht doch noch irgendwie loswerden können.

Epigenetik heißt die Wissenschaft rund um die Beeinflussbarkeit von Genen. Und sie sorgt für Wasser auf die Mühlen jener Menschen, die vor den schädlichen Einflüssen von Drogen und Umweltgiften auf das Erbgut warnen. Auch sie setzen eine Schwangere gehörig unter Druck. Die Erkenntnisse also bürden ihr nicht nur auf, ein im Prinzip fertiges Wesen zum Wachsen zu bringen, sondern durch Wort und Tat tagtäglich positiv den genetischen Bauplan, oder zumindest dessen Abrufbarkeit, zu beeinflussen. Ein unbedarftes lautes Wort in der 16. Schwangerschaftswoche und der Traum vom Elite-Gymnasium ist passé.

Aufgedeckt für zwei Personen

Während der Schwangerschaft futtert das Kind natürlich im Mutterleib mit. Je größer es ist, desto mehr isst es. Klar. Aber Vorsicht: Es isst zwar alles mit, aber nicht alles auf, was Sie sich als werdende Mutter so einverleiben. Gehen Sie also nicht davon aus, dass Sie mit dem Zeitpunkt der Geburt sofort wieder 30 Kilogramm verlieren. So massige Kinder wären zudem äußerst schwierig zu entbinden.

Mit einem allzu großen Nahrungsangebot, vor allem mit dem Antichristen unter den Kohlehydraten, namentlich Zucker, ist der junge Untermieter zudem mitunter überfordert. Denn schafft es der mütterliche Organismus nicht, dem Zuckerspiegel Herr zu werden, wird das Kind über die Plazenta mit Zucker überschwemmt. Andreas Plagemann von der Klinik für Geburtsmedizin der Berliner Uniklinik Charité (»bei jeder fünften Schwangeren in Deutschland ist der Fötus überernährt«) beobachtet besorgt, wie die Ungeborenen heute sukzessive mit dem Zuviel an Zucker gemästet werden. Im Fruchtwasser würden sie mit einer hohen Konzentration von Zucker und Hormonen geradezu »mariniert«.

Die Bauchspeicheldrüse des Fötus reagiert darauf mit der Ausschüttung des Hormons Insulin. Muss durch das pausenlose Überangebot fast ständig Insulin produziert werden, so passiert das Gleiche wie bei den Erwachsenen: Die überschüssige Energie wird gespeichert. Und dummerweise nicht in Form von Alkali-Batterien, sondern von Fettgewebe. Zudem sorgt Insulin als wichtiger Wachstumsfaktor für ein vermehrtes Längenwachstum. Die Kinder kommen daher etwas zu groß und etwas zu breit auf die Welt. Hinzu kommt, dass sich auch das Sättigungszentrum im heranwachsenden Gehirn des Kindes an den hohen Insulinspiegel gewöhnt. Diese »pränatale Prägung« kann im weiteren Leben für den Wunsch nach dem Zuckerkick sorgen.

So versuchen viele Schwangere, sehr bewusst auf ihre Ernährung zu schauen. Es sind zwar Fälle bekannt, wo dies funktioniert, meistens gehen solche Versuche jedoch gründlich in die Hose – und schon stellt sich wieder das schlechte Gewissen ein und der Stresspegel steigt, was wiederum das schlechte Gewissen anfeuert, denn Stress ist bekanntlich ganz übel und versaut dem Kind einen guten Start ins Leben.

Stress in der Schwangerschaft

Sind Frauen im Stress, so kann das zu einer Drosselung der Produktion von Sexualhormonen führen. Männer mögen mit dieser Information anfangen, was sie wollen. Die Partnerin jedoch als Verhütungsmethode bewusst zu stressen, ist nicht zu empfehlen. Zudem sei angemerkt: Auch die männlichen Hormonquellen blubbern im Stress nur mehr bescheiden vor sich hin. Und so manche Überforderung macht aus einem wilden Stier einen müden Ochsen.

Denn Stress bedeutet auch, dass sich der Körper auf das Überleben in einer Zeit voller Entbehrungen einstellen muss. Schließlich weiß die Natur nichts von vollen Kühlschränken, warmer Kleidung aus atmungsaktivem Erdöl, klimatisierten und vor Wildtieren weitgehend sicheren Räumlichkeiten oder der Möglichkeit, für Geld seinen Körper rund um die Uhr und sogar darüber hinaus mit allen lebensnotwendigen Dingen versorgen zu können. Für die Natur heißt Stress: Alles runterschrauben, was nicht lebensnotwendig ist, und keinen Nachwuchs mitten in eine Krise setzen.

Nicht nur Hormone beeinflussen unsere Stimmungslage – das geht auch umgekehrt! Stress, Überforderung oder Kränkungen setzen entsprechende Hormone frei. Es gibt eine enge Wechselbeziehung zwischen den im Gehirn freigesetzten Neurotransmittern und den Geschlechtsdrüsen. Wer allzu unglücklich durchs Leben schreitet, dem versagen auch die Eierstöcke ihren Dienst. Zumindest so lange, bis sich die Psyche wieder beruhigt. Bis dahin kann es auch im Unterleib traurig aussehen, wenn die Regelblutung ausbleibt oder sich partout kein Nachwuchs ankündigen mag.

Gelassene Mütter bekommen gelassene Kinder

Ein dauerhaft erhöhter Stresslevel der Mutter führt beim Ungeborenen zu einer Stressreaktion, die sich mitunter ungünstig auf seine Entwicklung auswirken kann. Der Psychobiologe Stefan Wüst von der Universität Trier beschäftigt sich mit dieser Thematik und prognostiziert Stresserkrankungen oder gar Depressionen für den Nachwuchs. Ob für ein unzulängliches Stressmanagement oder die Tatsache, dass man im Fast-Food-Restaurant bei der Frage »Einen Donut dazu?« in Weinkrämpfe ausbricht, die Entschuldigung ausreicht, man habe vorgeburtlichen Stress erlitten, sei dahingestellt. Tatsache ist, dass die Stresshormone im mütterlichen Blut, so sie im Übermaß vorliegen, die Plazenta-Schranke überwinden und dann im kindlichen Blutkreislauf ihr Unwesen treiben.

Doch was für die Mutter oft ersichtlich ist, nämlich dass der Stress durch die Unzulänglichkeit des herumliegenden Partners oder dessen herumliegender Socken verursacht wurde, bleibt dem Kind im der Abgeschiedenheit der Gebärmutter verborgen: Es erlebt plötzlichen Stress, obwohl für ihn kein augenscheinlicher Anlass dazu besteht. Verständlich, dass ihm das ganz schön den Tag versaut.

Die Stresshormone Cortisol, Adrenalin oder Noradrenalin bewirken bei Föten ähnliche Reaktionen wie bei Erwachsenen. Wobei es durchaus auch Schutzmechanismen gibt. Damit der kindliche Organismus nicht vollständig mit den mütterlichen Problemen zugemüllt wird, macht ein Enzym in der Plazenta das Cortisol unschädlich. Die Schutzbarriere der Plazenta funktioniert jedoch nur bis zu einem gewissen Maß. Ist der mütterliche Stresslevel *dauerhaft* erhöht, bekommt das Ungeborene die volle Breitseite der hektischen, modernen Welt zu spüren, und zwar über den Umweg der Botenstoffe. Gerald Hüther, der bekannte Neurobiologe, sieht den Schutz der Schwangeren vor Belastungen deshalb als »eine der wichtigsten Investitionen in unsere Zukunft«. Was für eine Verantwortung lastet da auf den Schultern des männlichen Partners, der nach der Zeugung meist außen vor bleibt und mit einer gewissen bekümmerten Verzweiflung die nicht zu trennende Einheit zwischen Mutter und Kind beobachtet. Dies ist für ihn umso verwirrender, als er selbst zwar kein Baby austrägt, sein Körper aber so tut, als ob!

Der (hormon-)schwangere Mann

Nicht nur eine Frau wird zur Mutter, auch ein Mann wird zum Vater. Und ist er willentlich oder gezwungenermaßen nicht nur bei der Erzeugung körperlich weitgehend anwesend, sondern auch im Zuge der kommenden neun Monate, so geschehen auch in ihm wundersame Veränderungen. Hormonell, emotional und körperlich. Das macht sich im Laufe der Schwangerschaft am Gattenbauch bemerkbar und kann getrost als Akt der Solidarität mit der Partnerin gewertet werden.

Auch psychisch kann ein werdender Vater gewöhnungsbedürftig sein und völlig neben der Spur stehen. Ja, liebe Frauen, es sind die Hormone, die den Mann übermannen.

Nach der US-amerikanischen Neuropsychiaterin und Hormonspezialistin Louann Brizendine produziert ein Mann in dieser Zeit deutlich weniger Testosteron und bis zu 20 Prozent mehr Prolaktin (auch Laktotropin). Dies ist eigentlich das »Milchbildungshormon«, das die weibliche Brustdrüse zum Wachstum und zur Produktion der Muttermilch (also der Laktation) anregt. Ob es beim Mann bewirkt, die Fähigkeit zu entwickeln, in den frühen Morgenstunden in der Küche ein Milchfläschchen zu wärmen, kann die Wissenschaft noch nicht beantworten. Doch das Prolaktin hat auch eine andere Wirkung, die einen Mann zum Vater werden lässt. Im Gegensatz zum Testosteron, das letztlich für das Balzgehabe und die Akquisition einer geeigneten Partnerin zuständig ist, lässt Prolaktin die Männer fürsorglich werden.

So ist der schwierige Umgang mit co-schwangeren Männern zu erklären, die oft weitaus zickiger, launenhafter und besorgter um das Wohl von Mutter und Kind sind als die Frauen selbst. Die Verwirrung steht den Männern ins Gesicht geschrieben. So, wie das Ungeborene keine Ahnung hat, warum es plötzlich aufgeregt und voll abgefahren gut drauf ist (da ihm in der Gebärmutter die Tatsache, dass die Mutter soeben drei Dosen Red Bull gekippt hat, verborgen bleibt), kennt sich auch der hormongesteuerte Mann nicht aus, wieso er plötzlich diese Übelkeit entwickelt und bei einer traurigen Folge von »Grey's Anatomy« zu weinen beginnt.

Gefährliche Kombination aus Fürsorglichkeit und Anschaffungswut

Die geschickte Frau von heute, die sich nicht neben der Schwangerschaft auch noch um einen übersensiblen und etwas dicklichen Mann kümmern möchte, sollte nicht gegen seine Hormone ankämpfen (»was ich jetzt brauche, ist ein starker Mann, du Flasche!«), sondern mit dessen Hormonen im Einklang agieren und die pathologische Fürsorglichkeit für den Bau des Nestes ausnutzen.

Dabei geht es bei dem männlichen Nestbautrieb, wie Louann Brizendine erklärt, weniger um das Schaffen eines kuschelig gemütlichen Zuhauses, sondern – und hier meldet sich dann doch wieder das Testosteron zum Dienst – um das »Projekt Nest«. Dazu gehören das Ansammeln von Geld, der Ankauf eines neuen, größeren Autos, zur Sicherheit auch mit diesem eingebauten Multimedia-Paket, denn was sein muss, muss sein, und das hamstermäßige Einkaufen unverzichtbarer Utensilien, wie eines Hightech-Fläschchenwärmers mit Funktionsdisplay und eines Babyphones mit iPhone-Steuerung (und zur Sicherheit noch ein iPhone dazu). Hier ist der schwangere Mann in seinem Element. Damit lassen sich die Hormonschwankungen in für ihn etwas Sinnvolles kanalisieren. Für das Familienbudget kann die Kombination aus dem hohen fürsorglichen Prolaktin und dem doch noch vorhandenen Rest-Testosteron jedoch eine große Gefahr bedeuten.

Hormonkick durch den Nachwuchs

Die Geburt eines Kindes ist selbstverständlich ein einschneidendes Erlebnis im Leben einer Frau (nicht nur beim Dammschnitt während der Geburt). Doch wir wollen uns zunächst kurz den Veränderungen im Mann zuwenden.

Für ihn ist es ja oft die erste Begegnung mit diesem kleinen Wesen, das er, im Gegensatz zu seiner Partnerin, noch nicht so richtig kennengelernt hat. Er kennt es nur von diesen seltsamen weißen Linien auf schwarzem Hintergrund im Ultraschall, bei denen der Gynäkologe begeistert eine wunderhübsche Nase, ein lustiges Lächeln oder gar einen Penis gesehen haben will, wo eigentlich rein gar nichts zu erkennen war. Hoffentlich wächst sich der aus …

Das Gefühl, mit dem nach mühsamen neun Monaten endlich geliefertem Paket im Leben etwas geschaffen zu haben, das nicht nur Hand und Fuß hat, sondern auch das entzückendste Geschöpf ist, das man sich vorstellen kann, lässt in diesem Moment die letzten Sicherungen im mutmaßlich früher so geordneten Gehirn des Mannes durchbrennen.

Das Testosteron kanalisiert die unmännlichen Gefühlsanwandlungen wieder in brauchbare Taten und so werden die harten Eckdaten des Neugeborenen, wie Länge, Gewicht, Geschlecht und Gewicht des Geschlechts, per SMS an die Weltöffentlichkeit verschickt. Nun darf der Mann ungeniert die neue Bildbearbeitungssoftware zum Wohle der Familie mit den ersten viertausend Babyfotos speisen, um dann in nächtlichen Sitzungen die ersten »Wir sind eine Familie«-Revieransprüche auf die Pinnwand von Facebook zu pinkeln.

Im Gehirn des Mannes spielen sich nun ähnliche Vorgänge ab wie bei frisch verliebten Menschen. Hormone, unter ihnen vor allem auch das Kuschel- und Bindungshormon Oxytocin, sorgen für eine enge Bindung zwischen Mutter und Kind, aber auch zwischen Vater und Kind. Speziell dann, wenn ihn die Partnerin nicht immer kritisch beäugt, ob er auch alles richtig macht, so die Neuropsychiaterin Louann

Brizendine. Denn Väter verhalten sich anders, wickeln anders, albern mit den Babys eher herum, wenn sie sich nicht beobachtet fühlen. Ein wenig Vertrauen sollte also den Männern entgegengebracht werden. Und notfalls gibt es heute ja durchaus erschwingliche Überwachungskameras.

Babyblues

Der Begriff »Babyblues« ist etwas verwirrend, denn dem Baby geht's meist prächtig. Es ist die Mutter, die nach überstandener Schwangerschaft von ihren Hormonen im Stich gelassen wird. Sie gleitet dann in jenen Zustand, den man auch als »postpartales Stimmungstief« oder als »Heultage« bezeichnet. Ein paar Tage lang befinden sich noch Restmengen des Hormoncocktails im Blut der jungen Mutter, dann folgt der Absturz: Die Konzentrationen von Östrogen, Endorphin und Progesteron fallen um das 50- bis 100-Fache ab. Man kann sich das vorstellen wie ein gigantisches prämenstruelles Syndrom – und das will was heißen. Das Hormon Prolaktin sorgt nun dafür, dass die Brustdrüsen Babynahrung produzieren. Die Mutter ist nun nah an der Milch und nah am Wasser gebaut.

Außerdem strömt diese riesige Erwartungshaltung auf sie ein. Vorfreude ist bekanntlich die schönste Freude und nach der Geburt, auf die alle über neun Monate hingefiebert haben, Partner, Familie, Geburtshelfer, Hebamme und Anlageberater, kommt nun die Erkenntnis, dass die Welt noch genauso aussieht wie vor der Geburt. Der Partner wurde nicht schöner, die Familie nicht netter, Geburtshelfer und Hebamme sind weg und der Anlageberater kommt einem plötzlich so dubios vor, wenn man ihn nüchtern und ohne Einfluss innerer Drogen betrachtet. Die Eindrücke sind so gewaltig, dass Frau oft vergisst, dass das Baby schon da ist und sich die Welt sehr wohl verändert hat. Noch nicht gewaltig, aber das legt sich spätestens nach den ersten paar durchwachten Nächten.

Viele Wöchnerinnen sind in den ersten Tagen von einem kleineren oder größeren Babyblues betroffen. Auf welche Weise entbunden wurde (konventionell in Rückenlage, hockend, springend oder per Kaiserschnitt), scheint dabei keine so große Rolle zu spielen. Sehr wohl aber, ob die Geburt »nach Wunsch« verlaufen ist. Denn hat man eine sanfte Hausgeburt geplant, bei der das Kind in einem warmen Bad aus Rosenwasser und unter feenhaften Klängen einer Schalmei, gespielt von den Mitgliedern des Ortsverschönerungsvereins, unter freudig zirkulärem Atmen auf die Welt gebracht wird, es letztendlich dann aber doch durch einen Kaiserschnitt im sterilen und hektischen Ambiente des Krankenhauses unsanft herausgeholt wurde – so folgt der Blues auf dem Fuß. Die Frau hat Schuldgefühle, sie hätte diese eine Stunde im Geburtsvorbereitungskurs nicht leichtfertig versäumen dürfen.

Sie wechseln sich ab mit der Wahnidee, bereits in den ersten Lebenstagen versagt zu haben und daher niemals eine gute Mutter zu werden.

Erfahrung kann hier helfen. Wer bereits Mutter ist, nimmt all die Anfangsstrapazen nicht mehr so ernst. Daher haben vor allem Erstgebärende den Blues.

Mütter, die schon ein oder mehrere Kinder zu Hause haben (Mann nicht mitgezählt), genießen sogar die Möglichkeit, sich nach der Geburt noch etwas auszuruhen und niemanden in die Schule fahren zu müssen.

Und wieder kann ein Hormon helfen: Oxytocin, jener Stoff, aus dem die Wehen sind, kann auch die zwischenmenschlichen Bindungen fördern, die gerade in dieser Phase so wichtig sind. Es macht zufriedener und kann aus dem Blues, wenn auch noch keinen Quickstepp, aber zumindest schon einen Foxtrott machen. Oxytocin ist auch für das Stillen zuständig, Stillen sorgt wiederum für mehr Oxytocin im Blut. Kuscheln mit dem Partner und Streicheleinheiten pushen das Hormon ebenso in die Höhe. Und vor allem: die Berührung mit dem Neugeborenen. Nicht umsonst entreißt man heute den Müttern nicht sofort ihre Kinder, um sie zu waschen, zu vermessen, zu kartographieren und die nächsten Tage in die liebevolle Obhut eines Brutkastens zu stecken. Die Bedeutung des Bondings hat sich mittlerweile sogar in den Hightech-Geburtskliniken herumgesprochen. Haut an Haut mit Baby, Mami und auch Papi, von Anbeginn an, führt zu einem familiären Oxytocinschub, von dem alle Beteiligten noch lange zehren können.

Aus dem Paar wird eine Familie

Ist der Nachwuchs da, kommt es nicht nur zum Hormonwirrwarr, zur starken Bindung zum jüngsten Familienmitglied. Die Partner müssen sich auch neu positionieren. Aus dem jungen, hippen und unkomplizierten urbanen Pärchen wird nun ein Tross, der sich mit dem gesamten Hab und Gut, Kinderwagen, Tragetuch, Babyautositz, Fläschchen, Windeln, dem Ersatzstrampelanzug und dem tragbaren Kinderarzt sehr, sehr langsam durch die Stadt bewegt. Das Paar merkt, dass der neue Mitbewohner doch einen weitaus größeren Platz im Leben einzunehmen gedenkt als angenommen. Viele Partner verlieren sich unter den ganzen Babyutensilien aus den Augen, sprechen nur mehr von der Mama und vom Papa und legen ihr Geschlechtsleben in die Tiefkühltruhe. Nach ein paar Monaten wird der erste zaghafte Versuch unternommen, es wieder aufzutauen. Und man weiß ja, wie schmackhaft aufgetaute Dinge sind.

Auch hier kann sich das Wissen um die Hormone bezahlt machen. Denn Paare können die Oxytocin-Produktion aktiv ankurbeln durch Kuscheln und Berühren. (Damit sind Streicheleinheiten gemeint, nicht das grobe Anstupsen des Partners beim Vernehmen eines weinenden Babys im Halbschlaf: »Du bist dran!«) Tatsächlich führen sanfte Berührungen und Massagen zu einer vermehrten Ausschüttung der Botenstoffe Oxytocin und Dopamin, also des Kuschel- und des Glückshormons, sagt der Wiener Physiologe Cem Ekmekcioglu. Partner, die zärtlich zueinander sind, haben höhere Spiegel dieser Substanzen. Auch wenn der Physiologe eine tägliche Dosis von 20 Minuten empfiehlt, die in den Untersuchungen zu einer deutlichen Steigerung der Hormonausschüttung geführt hat, ist jede Berührung besser als keine. Zahnärzte empfehlen schließlich auch, drei Minuten die Zähne zu putzen, während der moderne Mensch gerade mal drei Sekunden schafft.

Oxytocin hat verschiedene positive Auswirkungen auf unser Gefühlsleben: Es macht auf der einen Seite treu und anlehnungsbedürftig, auf der anderen Seite geil. Dieses Hormon hat wirklich für jeden etwas zu bieten. Aktives Kuscheln zahlt sich also aus. Und es macht Sinn, mehr über dieses Hormon zu wissen (siehe dazu die Kapitel zu Oxytocin).

Der Spezialist für schwangere Menschen

Der betreuende Frauenarzt sollte im Fall von Schwangerschaft und Geburt natürlich der Arzt Ihrer Wahl sein. Selbstverständlich kann man auch zum Bergdoktor der alten Schule gehen, der kann das sicherlich auch, besitzt aber vielleicht weniger von diesen tollen diagnostischen Geräten mit den teuren Bildschirmen, dafür vielmehr ein gutes, altes Hörrohr, ein wenig Bindfaden zum Abbinden der Nabelschnur und einen starken Wodka, um sich selbst ein wenig Mut und der Frau eine sanftere Geburt zu verschaffen.

Der Gynäkologe muss bei einer Schwangerschaft gleich zwei Patienten behandeln, darf jedoch nur einmal mit der Versicherung verrechnen. Daher kann es passieren, dass er die Differenz auf ein arztgerechtes Einkommen über spezielle Angebote, wie Privatgeburten, zusätzliche Ultraschallvideos des ungeborenen Kindes in IMAX-3D oder Nahrungsergänzungsmittel im Sonderangebot, wieder hereinholen möchte.

Sollten Sie also noch Fragen zu den Hormonen rund um Schwangerschaft und Geburt haben, zögern Sie nicht, Ihren persönlichen Gynäkologen anzurufen. Auch nachts. Er soll ruhig etwas tun für sein Geld. Richten Sie ihm das aus, mit kollegialen Grüßen von Dr. Tekal!

Sex – und die ganz, ganz schmutzigen Hormone

Das Lusthormon schlechthin: Testosteron

Ein Kapitel zum Thema der Themen darf natürlich nicht fehlen. Immerhin sind es die Hormone, die uns Liebesfähigkeit, Sexualität und all die Querelen drum herum bescheren. Rein mechanistisch gesehen. Alle Botenstoffe beim Namen zu nennen, würde den Rahmen allerdings sprengen. Immerhin sollen rund 50 Hormone alleine an den Orgasmusempfindungen beteiligt sein. Es ist also ziemlich eng im Bett.

Sollten Sie vom Vorwort direkt hierher geblättert haben, schieben Sie's auf Ihr Testosteron. Vor allem, wenn Sie eine Frau sind. Testosteron ist das Lusthormon Nummer eins und zuständig für das Lustempfinden, sowohl bei Männern als auch bei Frauen. Grob gesprochen: Je mehr freies Testosteron sich gerade in der Blutbahn befindet, desto schneller die Erregbarkeit. Dieser Hormonspiegel ist individuell und kann über die Zeit gehörig schwanken. Wo bei manchen noch nicht einmal beim Beischlaf rechte Lust aufkommen möchte, genügt bei anderen bereits der Anblick einer Milchpackung.

Über dieses Lusthormon verfügen, wie bereits erwähnt, beide Geschlechter. Der Testosteronspiegel ist übrigens morgens am höchsten. Das könnten Paare ausnutzen. Da man zu dieser Zeit jedoch bereits zur Arbeit muss und noch unendlich müde ist, wird dieser hormonelle Peak nur selten umgesetzt, man vertagt es lieber auf den späten Abend, wo man dann noch müder ist. Bemerkbar macht sich der morgendliche Spitzenwert vor allem bei Männern, in Form des in wissenschaftlichen Kreisen als »Morgenlatte« bezeichneten Weltwunders.

Testosteron wird nicht nur in den Hoden produziert, sondern auch in den Nebennieren und in den weiblichen Keimdrüsen der Eierstöcke in Zellen gebildet, die sich rund um die Follikel befinden. Der Körper der Frau wandelt einen Großteil dieses Testosterons in Östrogen um. Dies bewirkt unter anderem eine erhöhte Feuchtigkeit der Scheide und die bessere Durchblutung der Beckenbodenmuskulatur, speziell des PC-Muskels – jenes Musculus pubococcygeus, der als »Liebesmuskel« zu Weltruhm gelangt ist, der sich zwischen Schambein und Steißbein spannt und angeblich auch von Männern trainiert werden kann, zwecks Erreichung eines multiplen Orgasmus. Als ob sie nicht schon mit einem überfordert wären.

Die Funktion der Sexualhormone ist offensichtlich, doch im weiteren Verlauf der Kopulation haben andere Botenstoffe weitaus mehr zu melden.

Oxytocin – als das »Hormon danach«

Der weibliche Orgasmus ist zwar für die Fortpflanzung nicht unbedingt nötig, aber »ganz hilfreich«, wie die moderne Reproduktionsmedizin nüchtern bemerkt. Aus hormoneller Sicht auf jeden Fall. Denn dabei wird das Hormon Oxytocin ausgeschüttet. Es sorgt nicht nur für die schmerzvolle Kontraktion der Gebärmutter bei der Geburt, sondern auch für die lustvolle Muskelanspannung des Beckenbodens beim Orgasmus.

Da die Natur weniger am Spaß an sich interessiert ist, sondern ihn nur als Mittel zum Zwecke der Fortpflanzung einplant, wird mit dem hohen Oxytocinspiegel auch das luteinisierende Hormon aus der Hypophyse ausgeschüttet, das dafür verantwortlich ist, den Eisprung auszulösen. Der Wiener Hormonexperte Johannes Huber geht davon aus, dass der weibliche Orgasmus rund um die Zyklusmitte dabei hilft, dass eine Befruchtung auch stattfindet. Aber wie gesagt: Es geht auch ohne. Der Orgasmus des Mannes wäre hingegen schon von Vorteil.

Das Oxytocin wird nicht umsonst auch »Bindungshormon« genannt. Denn nach erfolgter Befruchtung fordert die Natur, sich auch den dafür verantwortlichen Mann als Security-Guard und Ernährer zu krallen. In dieser kurzen Phase (Oxytocin ist nur für wenige Minuten im Blut, bevor es abgebaut wird) möchte die Frau mit dem Mann durchbrennen und mit ihm, bis an ihr Lebensende, eine Schafzucht in Neuseeland betreiben.

Auch bei Männern wird Oxytocin ausgeschüttet. Damit soll ihnen die Beschützerrolle für die Brut schmackhaft gemacht werden. Das Hormon bewirkt bei ihnen zumindest einen Anflug von Loyalität. Liebesbekundungen, die unter dem Einfluss eines abklingenden Orgasmus ewige Treue schwören, sind demnach durchaus ernst gemeint. Zumindest, bis das Oxytocin aus dem Blut wieder verschwunden ist. In diesen paar Minuten sind die Männer aber meistens treu.

Oxytocin macht zudem besseren Sex. Das haben Wissenschaftler herausgefunden – was in diesem Zusammenhang die Fantasie rund um die Arbeitsbedingungen im Labor heftig ankurbelt. Je mehr von diesem Hormon während des Akts durch unser Blut saust, desto intensiver die Sache an sich. Durch die Streicheleinheiten und Berührungen kann bereits im Vorfeld die sexuelle Lust angekurbelt und damit der erste Schritt zum Jahrtausend-Orgasmus gemacht werden. Es ist quasi das Plädoyer zum Vorspiel, das über die Aussage »Schatz, es ist schon wieder Samstag!« hinausgeht. Ein Argument für Männer, nicht auf das oft als entbehrlich empfundene Davor zu verzichten.

Ob nun auch die Selbstbefriedigung (mit und ohne Vorspiel), bei der ja auch bis zu einem gewissen Grad Oxytocin ausgeschüttet wird, dazu führt, dass man sich selbst treu bleibt, sei jedoch dahingestellt. Der Vorteil für die Hormonforscher in Zeiten magerer Wissenschaftsbudgets: Sie brauchen dafür keine Versuchspersonen, das lässt sich auch in eigener Handarbeit bewerkstelligen.

Nach all dem, was man über das »Kuschelhormon« weiß, ist anzunehmen, dass nicht nur die Berührung zu einer Erhöhung des Spiegels führt. Sondern auch das Gefühl der Berührung. Etwa durch Reden. Durch sanftes Reden. Das kann, auch wenn es für viele Männer physikalisch nicht nachvollziehbar ist, das weitaus bessere Vorspiel sein, wie der österreichische Psychologe Bernhard Ludwig nicht müde wird zu betonen. Ohne Hände, ohne Berührung die Hirnanhangsdrüse der Partnerin zu aktivieren und diese so zum »Ohrgasmus« zu führen, das könnte Sie zum »David Copperfield« des Beischlafs machen.

Endorphin und Dopamin: Glückseligkeit

Dauert das Liebesspiel, inklusive Vor- und Nachspielzeit, länger als die durchschnittlichen zweieinhalb Minuten, so wird die Produktion des Glücksstoffes Dopamin spürbar und nachhaltig angeregt. Daher ist ein Quickie zwar aufregend und geil, was eher in die Zuständigkeitsbereiche von Adrenalin und Testosteron fällt, macht (nachhaltig) jedoch nicht glücklich.

Dopamin ist eine Überträgersubstanz, die bei freudigen Erlebnissen in unseren Lust- und Belohnungszentren des Gehirns ausgeschüttet wird. Der Spiegel schnellt auch mit dem Orgasmus steil nach oben, schließlich soll die Sache ja auch Spaß machen, sinkt allerdings nach dem Höhepunkt rapide ab. Das ist dann fast wie ein Entzug und ein schales Gefühl kann sich einstellen. Bei Männern geht das sehr rasch, Frauen brauchen eine Weile. Auch das Endorphin, also das körpereigene Morphium, wird wie bei einer ordentlichen sportlichen Betätigung im Gehirn ausgeschüttet, so der Akt in irgendeiner Form einer sportlichen Betätigung ähnelt und nicht dem kurzen grunzenden Umdrehen in der Tiefschlafphase.

Endorphin macht euphorisch, süchtig nach mehr und schmerzunempfindlich. Sollten Sie also sexuelle Praktiken bevorzugen, die mit einer körperlichen Züchtigung einhergehen, so warten Sie ab, bis die Endorphine eingeschossen sind. Nehmen Sie das als ärztlichen Rat zur Güte.

Außerdem kann das klassische erotische Killerargument »Liebling, jetzt nicht, ich habe Migräne!« durch eine kleine wissenschaftliche Abhandlung zum Thema »Endorphine durch Rammeln« im Keim erstickt werden.

Viagra für Arme

Männern wird vorgeworfen, das simplere Geschlecht auf diesem Planeten zu sein. Der Stoff, der für die Erektion maßgeblich verantwortlich zeichnet, scheint diesen Vorwurf zu bestätigen. Zählt er doch zu den wohl am einfachsten strukturierten Molekülen überhaupt, denn er besteht gerade mal aus einem Atom Stickstoff und einem Atom

Sauerstoff. Man könnte ihn durchaus auch als Hormon bezeichnen, obwohl er nur ein Gas ist. (Doch auch Gase können eine starke Signalwirkung entfalten, das kann jeder leidgeprüfte Passagier öffentlicher Verkehrsmittel, der von Blähungen anderer Fahrgäste gepeinigt wird, bestätigen.) Ohne Stickstoffmonoxid keine Erektion. Es bewirkt eine Entspannung der glatten Muskulatur, die Gefäße erweitern sich und das beste Stück wird durchblutet.

Das als kleine, hellblaue, rautenförmige Tablette zu internationalem Ruhm gelangte Sildenafil, als Viagra bekannt, gehört zu den PDE-5-Hemmern und sorgt dafür, dass vermehrt Stickstoffmonoxid bereitgestellt wird. Allerdings nur, wenn das Signal vom Hirn kommt »Ich bin schon mal spitz. Wie sieht's da unten aus?«. Dann erst kommt die ganze Sache »zum Stehen«. Wer's billiger und etwas natürlicher haben will: Aus der Aminosäure Arginin kann der Körper auf enzymatischem Weg Stickstoffmonoxid herstellen. Kürbis- und Pinienkerne oder Nüsse sind voll davon. Eine kleine Schüssel mit Knabbereien im Schlafzimmer ist gut für die Potenz und für den kleinen Hunger zwischendurch.

Für Frauen soll auch bald ein solches »Potenz«-Mittel auf den Markt kommen. Es wird sich aber nicht (welch Überraschung) auf die rein mechanische Erweiterung der Blutgefäße im Unterleib beschränken, sondern soll auf die Lustzentren im Gehirn wirken. Womit wir wieder bei unserem Kuschelhormon Oxytocin wären.

Das »Einschlafen danach«

»Was ist Ewigkeit?« … »Die Zeitspanne zwischen Orgasmus und der Erlaubnis, einschlafen zu dürfen«, so lautet ein alter Herrenwitz, der in den Saunen dieser Welt aus den Männergehirnen geschwitzt wird.

Weitaus mehr Frauen sind nach dem Höhepunkt gewillt, noch andere Dinge zu unternehmen, als sich umzudrehen und in das Land der Träume abzugleiten. Vorzugsweise geht es ums Kuscheln, aber auch ein gutes Gespräch über die mannigfaltigen Möglichkeiten, die Paarbeziehung zu verbessern, kann ihnen hier durchaus angebracht erscheinen.

»Postkoitale Müdigkeit« ist der Fachausdruck für das machohafte Gehabe, sich nach vollzogenem Akt mit einem liebevollen »Nacht!« zur (anderen) Seite zu drehen. Die unterschiedliche Herangehensweise nach dem Herangehen ist Gegenstand Hunderter Magazinbeiträge zum ewigen Thema »Mann und Frau und Sex und was man dagegen tun kann«.

Es gibt ein paar Hormone, die die munteren Rammler nach dem Akt in müde Männlein verwandeln. Sie haben aber auch noch ganz andere Funktionen.

Vasopressin (auch Antidiuretisches Hormon ADH genannt, weil es gegen die Diurese, also gegen die Ausscheidung von Harn aus der Niere wirkt) stellt unsere Gefäße enger. Außerdem verbessert es unser Sozialverhalten, beendet kurzfristig mal den Egotrip und macht uns fürsorglicher. Während Männer beim Sex viel Vasopressin und eher wenig Oxytocin produzieren, ist es bei den Frauen umgekehrt. Doch auch Oxytocin ist ein hervorragendes Schlafmittel, es wirkt innerhalb weniger Minuten, ist gesünder als jedes Medikament, wirksamer als Milch mit Honig und legaler als Gras.

Ein weiteres Hormon, das postkoital produziert wird, ist Prolaktin. Es beeinflusst die Libido, indem nach dem Sex Befriedigung empfunden wird und die Erregung langsam abnimmt. Es macht uns vom Gefühl her »satt«. Prolaktin hemmt die Wirkung von Dopamin,

jenem Überträgerstoff des Glücks, das durchaus noch Interesse an sexueller Erregung hätte. Es macht auch müde. Man spricht hier von der Refraktärzeit, also jener Spanne, von der schon die legendären Sexforscher William Masters und Virginia Johnson wussten: Die Geschlechtspartner verspüren jetzt noch keine Lust nach einem weiteren Akt. Bei Männern dauert sie im Schnitt 20 Minuten an, je nachdem, was gerade im Fernsehen läuft.

Mit einem Cocktail aus Vasopressin, Prolaktin, Oxytocin, aber auch Serotonin haben wir also die hormonelle Ausrede für den Vorwurf, durch das sofortige Pennen nach erfolgtem Beischlaf ein Macho zu sein: »Schatz, das sind die Hormone!« Und wenn die Frau noch wach ist, hört sie das auch.

Wer zweimal mit demselben pennt … der Coolidge-Effekt

Sexuelles Desinteresse, zwei Mal mit derselben Person zu schlafen, könnte auf einen beinharten biochemischen Vorgang zur Erhaltung der Art zurückzuführen sein. Es handelt sich dabei um den als »Coolidge-Effekt« in Fach- und Wirtshausliteratur eingegangenen Terminus technicus.

Calvin Coolidge war, wie man mit guter Allgemeinbildung selbstverständlich weiß, in den 1920er-Jahren der 30. Präsident der Vereinigten Staaten von Amerika. Einer unbestätigten Anekdote zufolge besuchte der als sehr still geltende Coolidge gemeinsam mit seiner Frau Grace eine Hühnerfarm. Die First Lady wurde durch den Stall geführt und war erstaunt, dass es so viele Hennen, jedoch nur einen Hahn gab. Der Farmer erklärte, dass dieser eine Hahn bis zu zwölfmal täglich den Akt der Paarung vollziehen könnte. Die Präsidentengattin meinte dazu: »Sagen Sie das mal meinem Mann!« Der nun hinzugekommene Calvin Coolidge hakte nach: »Immer mit derselben Henne?« »Nein«, so der Farmer, »jedes Mal eine andere.« Darauf der Präsident: »Sagen Sie das mal meiner Frau!«

Einige Jahrzehnte und viele US-Präsidenten (die dieses Hennen-Gleichnis allzu wörtlich genommen haben) später fanden Forscher denselben Effekt bei verschiedenen Säugetierarten. Die männlichen Tiere wollten zwar nach der Paarung nicht mehr, allerdings sehr wohl mit anderen Partnerinnen.

Während manche Menschen diesen Effekt als unromantischen Humbug verteufeln, sehen andere darin die biologische Legitimation zum Fremdvögeln. Das letzte Wort der Hormonforschung ist aber noch längst nicht gesprochen. Denn schlägt das Seitensprung-Gen auch bei Frauen durch? Wer spricht eher auf das Treuehormon an? Und unter dem Einfluss welcher Hormone stehen die Hormonforscher beim Erforschen solcher Dinge?

Eigentlich sollte unser Treuehormon Oxytocin diesem Effekt entgegenwirken. Allerdings hat es eine sehr kurze Halbwertszeit von nur wenigen Minuten, sodass der Spiegel nach dem Orgasmus rasch abfällt. Insofern macht das »Nachspiel« Sinn: Das Kuscheln hält das Hormon in der Blutbahn und die Verbundenheit hoch.

Das Gehirn – Aufruhr im Headquarter: kleiner Ausflug in die Neurobiologie

Netzwerke im Gehirn

Unsere Hormone haben großen Einfluss auf unser Tun. Zweifelsfrei. Glaubt man dem Neurobiologen Gerald Hüther, so sollte man es sich jedoch nicht so einfach machen. Vielmehr sind verschiedene Netzwerke im Gehirn dafür verantwortlich, wie wir unser Leben gestalten, ob wir im Einklang mit uns selbst oder uns eher im Weg stehen.

Das Stammhirn zählt zu den ältesten Teilen des zentralen Nervensystems. Es ist das »Ur«-Hirn, das »Reptilien«-Hirn, das für das Überleben zuständig ist. Es bildet den Übergang zwischen Hirn und Körper und besteht aus verschiedenen Teilen, wie dem verlängerten Rückenmark, dem Zwischen- und dem Mittelhirn.

An manchen Tagen erkennt man, dass das Stammhirn die Regentschaft übernimmt – Essen, Trinken, Sex und Schlafen sind dann die einzigen Dinge, die interessieren. Und das betrifft selbstverständlich nicht nur Männer, wenngleich weitaus häufiger!

Gerald Hüther spricht hier von den alten Netzwerken, die dafür zuständig sind, dass wir bei aller Schöngeisterei nicht verhungern. Vielleicht ist es auch das psychoanalytische »Es«, das uns triebhaft durch das Leben peitscht, um zur Lustbefriedigung, welcher Art auch immer, zu gelangen. Denn wenn »Es« juckt, so muss man kratzen.

Die übergeordneten Netzwerke, die stark sozial geprägt sind, die Bereiche der Großhirnrinde, sind relativ neu und müssen mit den alteingesessenen älteren Anteilen irgendwie zurechtkommen. Umgekehrt ist dieser neue »Neo«-Kortex geprägt von den Einflüssen von

Gesellschaft, Familie, Arzt oder Spin-Doktoren. Sie untersagen dem Menschen, instinktiv zu handeln. Es würde Stress abbauen, wenn man sich etwa nach einer Zurechtweisung durch den Chef kräftig schüttelt, laut schreit, ausspuckt, erbricht, im Dreck wälzt oder an den Schreibtisch pinkelt. Das täte gut. Das dürfen wir aber nicht. Wir bedanken uns für die konstruktive Kritik. Und sind unglücklich.

Von Egoisten und barmherzigen Samaritern

Bereits bevor wir geboren werden, verfügen wir über einen gewissen Erfahrungsschatz. Dieser ist allerdings etwas begrenzt. Und die Annahme, dass das Leben mit der Geburt endet, ist vor allem bei atheistischen Föten weit verbreitet. Mit der Geburt sind gewisse Hirnteile noch nicht ganz »reif«, andere fast schon fertig. Die älteren Zentren, die für den intrauterinen (in der Gebärmutter stattfindenden) »daily use« eine Rolle spielen, sind bereits recht gut ausgebildet und untereinander verschaltet.

Im Stammhirn findet sich die Steuerung für das Herz-Kreislauf-System, die Atmung, aber auch für die Hormone. Hypothalamus und Hypophyse, unsere hormonellen Dirigenten, liegen mitten drin. Manche einfache Verhaltensmuster werden auf der Ebene dieses »Reptiliengehirns« abgewickelt. Wenn etwa Gefahr lauert, stellen wir viele soziale Kompetenzen zugunsten des Überlebenstriebs zurück. Massenpanik nimmt auf Mitmenschen kaum Rücksicht. Weder auf einem untergehenden Schiff noch in einem neu eröffneten Einkaufszentrum. Der Kampf um die Poleposition beim Aufsperren einer weiteren Kasse im Supermarkt macht vor Kollateralschäden auch an Konkurrenten nicht halt. Hier ist sich jeder selbst der Nächste. Das Großhirn kann nur entgeistert beobachten, was da so abläuft. Zwar glaubt es, als oberste Kontrollinstanz die Oberhand zu haben. Tatsächlich wird es vom Hormonsystem und den Instinkten meist vor vollendete Tatsachen gestellt und muss die Konsequenzen dann ausbaden.

Je gefährlicher die »Risikoevaluierungszentren« im Gehirn eine Situation einschätzen – das machen sie anhand von Körpersprache oder

Mimik des Gegenübers –, desto eher übernehmen diese Areale das Ruder. Scheint die Lage hingegen sicher, die Umgebung vertrauenswürdig, werden die archaischen Angriff-Flucht-Mechanismen unterbunden und der Mensch kann sich auf intellektueller Ebene freundlich und hilfsbereit von seiner Schokoladenseite präsentieren. Mit einer Hose voller Urvertrauen ist eben gut stinken!

Nebenbei bemerkt ist es ganz ähnlich bei Kindern: Stehen sie der potenziellen Gefahr einer kusswilligen Großtante gegenüber, ziehen sie sich hinter die elterlichen Beine zurück wie scheue Tiere. Fühlen sie sich in vertrauter Umgebung, so versprühen sie unendlichen Charme, bis die Großtante die Börse zückt. Daher ist eine vertraute Umgebung in der Kindheit so enorm wichtig. Sie macht reich!

Emotion pur – das limbische System

Zurück zum Erwachsenen: Menschen, die sich prinzipiell einer feindlichen Welt gegenübersehen, die den schüchternen Blick eines Kellners bereits als Kampfansage deuten, sind ihrem Reptilienhirn schutzlos ausgeliefert. Das kann für die Umgebung mühsam sein. Gibt also solch ein Reptiliengehirn eine bessere Entschuldigung ab für notorisch triebgesteuerte Männer und Frauen als der Einfluss von Hormonen?

Dem Reptiliengehirn, das reines Instinktverhalten an den Tag legt, wurde im Laufe der Entwicklung ein Zentrum übergeordnet. Das bewertet und filtert die eingehenden Informationen zusätzlich und nach eigenen Kriterien. Dieses Zentrum nennt man limbisches System. Es ist, grob gesagt, das Gefühlszentrum. Das Areal bildet eine Grenzstruktur zwischen Groß- und Mittelhirn. Als »emotionales Machtzentrum des Gehirns« stellt es sicher, dass auch Männer Gefühle haben, auch wenn sie das nie zugeben würden.

All unsere Handlungen, all unsere Erlebnisse werden im limbischen System einer Bewertung unterzogen, die gespeichert wird und dafür verantwortlich ist, ob wir in Zukunft Dinge gerne tun oder sie eher zu vermeiden trachten. Vor allem der zum limbischen System gehörende Mandelkern gilt hier als federführend.

Unsere so geprägte Zu- oder Abneigung kann durchaus auf dem Weg der klassischen Konditionierung erfolgen. Essen wir einen Hüttenkäse und jemand steigt uns gleichzeitig auf den Fuß, so werden wir Hüttenkäse in Zukunft eher meiden. Sollten wir Hüttenkäse schon immer mehr verachtet haben als den Schmerz am Fuß, so funktioniert das selbstverständlich auch umgekehrt. Warum so viele Männer längere Aufenthalte in Schuhgeschäften meiden, lässt sich damit jedoch nicht erklären.

Sowohl Stammhirn als auch Großhirn unterliegen quasi der Bewertung durch das limbische System. Und ist das Rauchen einer Zigarette oder das Vernichten einer Schokoladentafel als »hammermäßig« abgespeichert, so wird jedes rationale Argumentieren der übergeordneten Hirnareale ins Leere laufen. Wie die Predigten der Lehrer und Eltern.

Die ersten Lebensjahre scheinen prägend für das limbische System und die darin gespeicherten Muster zu sein. Zu allem Überdruss gilt das Areal als schneller Lerner, kann jedoch umso schwerer wieder vergessen. Die Erfahrungen aus der frühen Kindheit schlagen sich also bis ins Erwachsenenalter durch. Was die ohnehin schon panischen Eltern von heute in noch größere Panik versetzen sollte, etwas falsch zu machen.

Plastisches Gehirn

Die moderne Vorstellung der Plastizität des Gehirns, also die Möglichkeit, durch äußere Einflüsse modellierbar zu sein, nennt man Neuroplastizität. Demnach sind bestimmte Ereignisse oder Erfahrungen in der Lage, Nervenzellen, synaptische Schaltstellen oder ganze Hirnareale zu verändern. Es ist also nie zu spät, etwas zu verändern, jeder ist seines Hirnes Schmied.

Wenn man bestimmte Areale, die für eine bestimmte Aufgabe zuständig sind, nutzt, kommt es zur besseren Vernetzung oder Vergrößerung dieser Areale. »Use it or lose it« ist das Schlagwort der Moderne, man soll Gebrauch machen von dem, was man hat, um es zu fördern, zu stärken und zu bewahren. Dies gilt für Muskeln genauso wie für unser Gehirn.

Verwenden oder verlieren – ähnlich einem Jahresetat, der bis auf den letzten Heller ausgegeben wird, damit die Geldgeber bei den kommenden Verhandlungen nicht auf die Idee kommen, dass es auch mit weniger ginge. Und auch ganze Krankenhausabteilungen legen mitunter gar nicht so kranke Menschen in ihre Krankenbetten, denn nur eine volle Auslastung (»use it«) verhindert eine Verkleinerung des Spitals (»lose it«). So, ich denke, jetzt haben es alle verstanden.

Gehirn-Pilates

Gehirne gehören trainiert und geschult. Dazu braucht es jedoch ständig Herausforderungen, um neue Assoziationsbahnen zu schaffen und Areale miteinander zu verknüpfen, um im Falle eines Ausfalles eines Hirnteils mit einem anderen weiterzudenken. Was beim Alkohol nur in den Mythen funktioniert – dass man nach Zerstörung der Leber auf der zweiten Leber weitersaufen kann –, bringt ein gut vernetztes Gehirn tatsächlich zustande.

Viele Menschen lösen in Panik vor dem drohenden Alzheimer Milliarden an Sudokus, um nicht zu verkalken. Das mag für das Gehirn bei den ersten paar Malen interessant sein und es wird zur Lösung der Aufgabenstellung Nervenbahnen aktivieren und verknüpfen, bis es raucht. Weiß es jedoch, wie das Ganze funktioniert, ist die Herausforderung kaum größer, als ein einfaches Strickmuster beim Glotzen einer »Tatort«-Folge anzufertigen. So jedenfalls wird das Hirn nicht mehr lernen und sich nicht weiter plastisch verändern. Zum Zeitvertreib ist das zehntausendste Sudoku geeignet, zum Gehirn-Jogging weniger.

Sudokus fehlen so gesehen auch die Emotionen. Denn das Gehirn bildet vor allem durch gefühlsbetonte Erfahrungen neue Netzwerke. Wichtig ist und bleibt die Abwechslung. Computerspiele sind bekanntlich schlechter für unsere Kinder als das Melken einer Bio-Kuh zu Mozart-Musik.

Doch das Gehirn profitiert von beiden, solange es herausgefordert wird. Jahrelang am Ego-Shooter oder am Euter zu sitzen, wird kaum mehr neue Erkenntnisse bringen. Selbst ein Upgrade des Computerspiels mit vielen weiteren Levels oder der Wechsel auf eine Kuh, Vers. 6.2, macht das Kraut nicht fett.

Marktanalysen schwächen den Geist

Je mehr altbekannter Einheitsbrei, desto geringer die Plastizität, sagen uns die Neurowissenschaftler. Leider leben wir jedoch im Zeitalter der Marktanalysen, die die meisten unbekannten Neuerungen im Keim ersticken.

Denn der Mensch ist ein Gewohnheitstier und liebt Dinge, die er bereits kennt. Man geht in sein Lieblingsrestaurant oder zumindest in eines, das diesem sehr nahe kommt. Selbst in fernen Ländern bestellen wir nach dem einmaligen zaghaften Versuch, gebratene Taranteln zu speisen, Reis mit Nichts, der dann hoffentlich so schmeckt wie zu Hause. Die Taranteln werden Sie sich jedoch ein Leben lang merken. Ihr Gehirn hat sich verändert und das ist gut.

Dennoch wollen wir Dinge, die uns vertraut sind. Sehen Sie sich den Inhalt Ihres Einkaufswagens an der Supermarktkasse an. Er wird fast identische Produkte beinhalten wie der Einkaufswagen, den Sie vor zwei Jahren zu derselben Kasse geschoben haben. Sie bezahlen nur heute das Doppelte dafür.

Marktumfragen bestätigen das: Konsumenten wollen immer wieder, was sie kennen. Coca-Cola darf seine Rezeptur nicht ändern, selbstverständlich auch nicht die Farbe, McDonalds scheitert konsequent an neuen, innovativen Burgern, ein Smartphone muss zwar neue Dinge können, soll aber so ausschauen, wie eben Smartphones ausschauen, und der deutsche Urlauber möchte, dass es in Palma de Mallorca genauso aussieht wie im Ruhrpott. Ihr Gehirn aber wird sich die ganze Sache gelangweilt ansehen und keine einzige neue Vernetzung dafür schaffen.

Diese Gewohnheit machen sich Internet-Suchmaschinen, wie Google, zunutze. Sie analysieren Ihr Suchverhalten. Ob Sie wollen oder nicht. Abhängig davon, was Sie bislang gegoogelt haben (was Sie also besonders zu interessieren scheint und wofür Sie damit auch eher bereit sind, Geld auszugeben), werden die künftigen Suchergebnisse angepasst. Googelt etwa ein bekennender Freund von Modelleisenbahnen das Wort »Sex«, so erhält er Ergebnisse zur erotischen Leidenschaft von Eisenbahnliebhabern und Hinweise auf entsprechende Produkte, zum Beipiel »Menschen, vögelnd, im Maßstab 1 zu 87«.

Googelt hingegen der Papst das Wort »Sex«, so wird er vorwiegend auf Websites zum sechsten Gebot landen oder zum »Missbrauch durch Priester«. So wird das Internet die Sexualität für den Modelleisenbahner als ein schönes Hobby beschreiben, für den Papst als ekelige Sache. Das erklärt einiges.

Wenn sich neue Produkte nur darauf stützen, gemocht zu werden, wird die Vielfalt irgendwann einmal versiegen. Beispiel Schokolade: Vertraut man Marktanalysen, so wollen die Menschen Nougat oder Nuss. Und die sollen schmecken wie immer. Daher produzieren Firmen in großen Mengen unter großem Konkurrenz- und Preisdruck vorwiegend diese Sorten.

Der erfolgreiche und gerne querdenkende österreichische Schokoladefabrikant Josef Zotter beglückt seine Kundschaft mit neuen Kreationen, mischt Bergkäse, Bananen, Curry oder Basilikum in seine Produkte. Damit die Kundschaft die exotischen Mischungen auch kauft, nimmt er bekanntere, bewährte und damit auch beliebtere Produkte aus dem Sortiment. Mit dem Risiko, dass die Käufer abwandern, »zwingt« er sie dazu, Neues auszuprobieren, neue Geschmackserfahrungen zu machen und damit neue Netzwerke zu bilden.

Der Mensch kann sein Gehirn also auch »auf den Geschmack« bringen. Nach einer gewissen Trainingsphase schafft man es schließlich auch, seinen Kaffee ohne Zucker zu genießen, sich an weniger gesalzenen Speisen zu erfreuen oder eine kindliche Lebertran-Aversion zu bekämpfen. Als geeignete geschmackliche »Trainingspartner« empfehlen sich Lakritze, Spinat, die verkohlten Steaks des grillfeuergeilen Ehemanns oder Krankenhauskost. Und wer weiß: Vielleicht sagen Ihnen ja sogar mal die Taranteln zu. Sehr Verwegene können auch im Supermarkt einen bereits von einem anderen Kunden gefüllten Einkaufswagen stibitzen und damit zur Kasse fahren. Mit den derart erworbenen Produkten lernen Sie neue Lebensmittel und Produkte kennen, die Sie sonst nie gekauft hätten. Ihr Gehirn wird es Ihnen danken. Nicht so der rechtmäßige Besitzer des entwendeten Einkaufswagens.

Man darf jedoch nicht glauben, ein komplex vernetztes Gehirn wäre gesünder, und all die neuen Erfahrungen nur dazu benutzen, um beim beliebten Gesellschaftsspiel »Wer lebt länger?« vorne dabei zu sein. Komplexe Vernetzungen können zwar dabei helfen, das Gehirn stabiler gegen Vergesslichkeit oder Ausfälle zu machen. Ein langes Leben kann man sich damit jedoch nicht erkaufen. Dazu braucht es in erster Linie innere Harmonie. Denn nach den wissenschaftlichen Klosterstudien, die sich dem beschaulichen Leben von Menschen im Dienste des Herrn widmen, scheint gerade dieses beschauliche, kontemplative und bewusst an Input recht arme Dasein eine hohe Lebenserwartung mit sich zu bringen. Es dürfte tatsächlich dieses gute nachbarschaftliche Verhältnis zwischen den älteren, archaischen Netzwerken und den neu hinzugekommenen sein, dass man im Einklang mit sich und den anderen die gewöhnungsbedürftige Klostersuppe ausstehen kann.

Hormone als Baumeister des Gehirns

Tja, und wie kommen nun die Hormone bei dem ganzen Gehirnkram ins Spiel? Da man davon ausgehen kann, dass die Botenstoffe ihre Finger überall drin haben, sie über eine der besten Lobbys im menschlichen Körper zu verfügen scheinen, bewirken sie selbstverständlich kurz-, aber auch langfristige Vorgänge im Gehirn und damit Veränderungen und Verschaltungen im Sinne einer Neuroplastizität. Zwar gibt es einige Theorien dazu, wie das konkret funktioniert, die wahrscheinlich in einigen Jahren wieder verworfen werden, um eine neue und immerwährende Erklärung dafür zu finden, die dann wieder ein paar Jahre hält. Was man aber mit Sicherheit sagen kann: Hormone haben etwas damit zu tun. Was denn sonst? Es ist wie die Frage, ob im Zuge der Errichtung eines modernen Hochhauses auch telefoniert wurde.

Vor allem die Hypothalamus-Hypophysen-Nebennieren-Achse scheint involviert zu sein. Und wenn man bedenkt, wie viele Hormone, Steuerungshormone und Steuerungshormone der Steuerungshormone alleine in diesen Drüsen beheimatet sind, murkst schon mal eine Vielzahl an Boten an der Gehirnarchitektur herum. Vor allem die Verbindung dieser Achse zum Nervensystem auf der einen und zum Immunsystem auf der anderen Seite macht die Hormone zu gewichtigen Playern bei Abwehrreaktionen des Körpers und damit bei der Fähigkeit, gesund zu bleiben.

Landläufig kennt man das Zusammenspiel zwischen all diesen komplexen Mechanismen, die Verbindung zwischen Gehirn (und Geist) auf der einen und körperlichen Reaktionen auf der anderen Seite als »Psychosomatik«. Noch vor gar nicht allzu langer Zeit wurden »nervenschwache Herren« und »hysterische Damen« in sicherem Abstand vom Rest der Gesellschaft verwahrt und je nach Portemonnaie in noblen Heilanstalten oder im Keller untergebracht. Heute ist man sich einig, dass es bei jedem Leiden auch eine psychische Komponente gibt, selbst wenn diese Erkenntnis für die Behandlung meist keinen Unterschied macht.

Botenstoffe des Glücks

Auf der Suche nach dem kleinen Glück

Glück ist ein Vogel – so wir kein Denkmal sind. Sonst ist es ein Zustand, den viele vom Hörensagen kennen, manche schon einmal in ferner Vergangenheit erlebt haben, einige wenige sogar aktiv herbeiführen können und den die meisten von uns ihren Nachbarn nicht vergönnen.

Die Suche nach dem großen Glück führt an die verschiedensten Orte. Neoliberal marktwirtschaftliche Vorstellungen gehen von diesem großen Topf mit Gold am Ende des Regenbogens aus, den jeder Bürger erreichen kann, so er nur tüchtig genug ist. Manche empfinden Glück, wenn sie einem Schornsteinfeger die Hand schütteln dürfen, und es kann sogar noch größeres Glück bedeuten, wenn man eines Verkäufers im Baumarkt habhaft wird. Manche sind erst dann glücklich, wenn sie mehr haben. Egal von was und egal wie viel. Hauptsache der Nachbar, der Arbeitskollege oder besser noch beide zusammen haben nicht ganz so viel.

Wir haben in unserer industrialisierten, westlich orientierten Gesellschaft kaum eine Kultur des Glücks. Vielmehr werden alle Anstrengungen unternommen, um Unglück zu vermeiden, Sicherheit hat oberste Priorität. Positiv daran ist, dass es beruhigend ist, sicher zu leben. Negativ daran ist, dass Sicherheit keine großartigen Glücksgefühle auslöst. Ausnahmen, die beim Erwerb eines Fahrradhelms im siebenten Himmel schweben, haben ihr kleines Glück jedoch bereits gefunden.

Und einigen wenigen ist es egal, ob sie Glück haben oder nicht. Das sind die Glücklichsten.

Was ist Glück – rein biochemisch betrachtet?

Seit man etwas mehr über den menschlichen Organismus weiß, als nur, dass er nicht fliegen kann, wenn man ihn eine Klippe hinunterstößt, wird das Glücksempfinden immer wieder mit dem Vorhandensein bestimmter Hormone in Verbindung gebracht. Diese sollen irgendwo in den Glücks-, Belohnungs- und Suchtzentren unseres Gehirns ihr Unwesen treiben und dafür zuständig sein, dass wir zufrieden grunzen, wenn wir ein vierblättriges Kleeblatt finden.

Genau genommen befindet sich das Glück nicht in der großen, weiten Welt, sondern im Körper – »unter der Schädeldecke, zwischen Großhirn und Hirnstamm«, wie der Bremer Neurobiologe Gerhard Roth nüchtern bemerkt. An dieser Stelle sitzt unser Gefühlszentrum, genau, das limbische System. Produzieren die Nervenzellen nun vermehrt den Überträgerstoff Dopamin, so gelangt es in den Nucleus accumbens, das emotionale Bewertungszentrum – in der Folge kommt es zur Ausschüttung der körpereigenen Rauschmittel, der Endorphine. Das alles klingt irgendwie sehr traurig. Schließlich wollen wir auf der Wolke Sieben schweben, weil wir in der Liebe von Engeln durchs Leben getragen werden und in der Vielfalt des Seins unsere Bestimmung gefunden haben. Kein Hormon soll uns diese Vorstellungen madig machen. Anders sehen das die Forscher und streng naturwissenschaftlich orthodoxe Menschen. Ihre Begeisterung kennt keine Grenzen mehr, seit man mit modernen Techniken, wie der funktionellen Magnetresonanztomografie, so faszinierende Aufnahmen von der Arbeit des Gehirns machen kann. »Ja, endlich, so ein Glück«, rufen sie: »Wir sind biochemische Prozesse!«

Natürlich ist es faszinierend zu sehen, welches Gehirnareal leuchtet, wenn ich in eine Trüffel beiße, Sex habe oder Sex habe, während ich gleichzeitig in eine Trüffel beiße. Jede dieser Kombinationen bewirkt bestimmte Reaktionen im Körper, vermehrte Aktivitäten da, mehr Hormone dort. Ob der Sex glücklicher macht als die Trüffel oder umgekehrt, ist jedoch individuell verschieden und lässt sich (noch) nicht im Kaffeesatz unserer Gene lesen.

Dass man sich zum Thema Glück Gedanken machen sollte, haben schon die Philosophen in der Antike erkannt. Sie mussten ohne all die

Erkenntnisse aus der modernen Gen- und Gehirnforschung auskommen. Trotz all der beeindruckenden Forschungsergebnisse, deren Kenntnis uns am Stammtisch ein wenig gescheiter wirken lässt, kann ich mir nicht vorstellen, dass wir dem Glück auch nur einen Deut näher auf der Spur sind als die alten Philosophen. Es ist wie die verkrampfte Suche nach diesem einen vierblättrigen Kleeblatt auf der Wiese, die einen vergessen lässt: Jeder ist seines Glückes Schmied. Schließlich kann man heute vierblättrigen Klee in großen Mengen kaufen – wir machen uns das Glück selbst. Zudem haben Wissenschaftler bereits jene Genregion identifiziert, die aus dem gewöhnlichen dreiblättrigen Klee einen vierblättrigen Glücksbringer macht. Das Glück kann uns gar nicht entwischen.

Aus den unzähligen Werken, die zum Thema Glück geschrieben wurden (»Glück am Jakobsweg«, »Glück in sieben Minuten«, »Noch mehr Glück in nur sechs Minuten« oder der Renner »Der Jakobsweg in nur fünf Minuten«), kann sich jeder Leser sein persönliches Glückskonzept herausholen.

Glück bedeutet Fülle

Der deutsche Philosoph Wilhelm Schmid, der davor warnt, Glück zu überschätzen, und der Pflicht zum Glücklichsein gerne eine Absage erteilt, hat neben dem Glück, das uns »zufällt«, und dem »Glück des Wohlempfindens« vor allem das »Glück der Fülle« erkannt. »Nicht nur Gelingen, auch Misslingen; nicht nur Erfolg, auch Misserfolg; nicht nur Lust, auch Schmerz; nicht nur Oberfläche, auch Abgründigkeit; nicht nur Tun, auch Lassen; und nicht nur ein Glücklichsein des Wohlfühlens, sondern auch ein Unglücklichsein. Dieses Glück der Fülle ist eine Frage der bewusst eingenommenen Haltung, in Heiterkeit und Gelassenheit kommt es am besten zum Ausdruck«, schreibt Schmid. (Wilhelm Schmid: Gesundheit und Lebenskunst. In: Ilona Biendarra, Marc Weeren (Hrsg.): Gesundheit – Gesundheiten? Eine Orientierungshilfe. Königshausen & Neumann, 2008)

Diese Glücksformel erscheint für den Hausgebrauch mehr als anwendbar und nimmt den Druck, im Leben Attribute des Glücks anhäufen zu müssen.

Hier sei jedoch vor allem die Rolle der Hormone für die körperliche Empfindung von Glücksgefühlen beschrieben. Denn wie auch immer man philosophisch dazu stehen mag: Die Botenstoffe haben es diesbezüglich echt drauf!

Darf man »Glückshormone« sagen?

Die Substanzen, die uns durch den Kopf schießen, sind genau genommen gar keine Hormone. Sagen die Experten. Schließlich werden sie nicht von einer Drüse ins Blut abgegeben, um an einem Zielorgan eine bestimmte Wirkung zu entfalten. Es sind lediglich Überträgersubstanzen, »Neurotransmitter«, die Informationen zwischen den Nervenzellen des Gehirns weitergeben.

Dennoch rutscht diesen Experten immer wieder das Wort »Glückshormon« heraus. Und wenn die das sagen, so dürfen wir Normalsterblichen es allemal.

Diese Neurotransmitter sind Stoffe, die an den Synapsen (den Schaltstellen der Nerven) freigesetzt werden. Sie übertragen die Information von einer zur nächsten Zelle. Dopamin ist einer dieser Überträgersubstanzen. Es wirkt auf Gehirnzentren, die unser Verhalten, die Lernfähigkeit oder auch die Motivation steuern. Gute Laune und Belohnung von außen machen uns also mittelfristig auch intelligenter. Was das für unser derzeitiges Schulsystem bedeutet, das eher Wert auf Disziplinierung durch schlechte Noten und Lernzielkataloge als Spaßbremse setzt, kann man sich ausrechnen. Selbst, wenn man nicht in Pisa studiert hat.

Die Glücklichmacher

Passionierte Leser von solchen Fachzeitschriften, die als Titel meist einen weiblichen Vornamen tragen, wissen Bescheid über die Boten unseres Glücks: »Dopamin – Mehr Lust am Sex«, »Mit Endorphinen drauf sein wie Dieter Bohlen« oder »Korrupte EU-Politiker wollen Serotonin verbieten«. Wir kennen die Big Player im Glückskarussell des zentralen Nervensystems. Zumindest beim Namen.

Das interne Belohnungssystem

Wenn uns schon sonst keiner belohnt, belohnen wir uns eben selbst. In unserem Gehirn befinden sich Zentren, die uns von innen heraus glücklich machen können. Ganz ohne Sechser im Lotto, Dreier im Bett oder Einzel im Zimmer ohne Einzelzimmer-Zuschlag …

Zwar können uns die äußeren Gegebenheiten dabei helfen, dass die entsprechenden Hormone und Hirnareale angekurbelt werden. Doch Glück und das Gefühl von Zufriedenheit sind bereits in uns drin. Ähnlich wie auf den Computern sollte daher auch auf jedem Erdenbürger der Aufkleber »Luck inside!« haften. Um ihn und andere stets daran zu erinnern.

Das Belohnungssystem befindet sich in den entwicklungsgeschichtlich älteren Arealen unseres Gehirns. Die Großhirnrinde ist mehr der intellektuelle Typ und so kann man zwar nächtelang über den Begriff des Glücks im Sinne von Kant oder Kierkegaard philosophieren. Es ist jedoch nur unser als eher einfältig geltendes Zwischenhirn, das begriffen hat, um was es beim Glück wirklich geht: Ganz einfach um bestimmte Strukturen im Bereich des limbischen Systems. Eine extrem wichtige Rolle spielen der Nucleus accumbens, der als Lust- und Belohnungszentrale gilt, denn dort wird bei jedem erfreulichen Ereignis Dopamin ausgeschüttet, und auch die Amygdala, der Mandelkern, der die Eindrücke aufgrund von Erfahrung emotional bewertet.

Dopamin

Dopamin wird bei jeder angenehmen Erfahrung ausgeschüttet – und es funktioniert auch umgekehrt: Jammern, dass man so unglücklich ist, führt dazu, dass man unglücklich bleibt. Dabei wäre es ein Kinderspiel, seinem Wohlfühl-Hormon ein wenig auf die Sprünge zu helfen.

Vorstufe von Dopamin ist die Aminosäure Tyrosin. Aus Tyrosin kann der Körper Schilddrüsenhormone sowie die Katecholamine Adrenalin und Noradrenalin oder eben Dopamin herstellen.

Freunde der griechischen Finanzpolitik wissen übrigens, dass »Tyros« auf Deutsch »Käse« bedeutet und die Sparmaßnahmen der EU in der Landessprache mit »So ein Tyros!« kommentiert werden. Und damit wären wir bereits bei den ersten Hinweisen auf dem Weg zum

Glück: Nahrungsmittel, die reich an der Aminosäure Tyrosin sind, zum Beispiel Mandeln, Avocados, Sesam oder Milchprodukte. Sollte eigentlich für jeden was dabei sein. Dann hätten wir noch L-Phenylalanin (die Vorstufe von Tyrosin), gibt es etwa in Soja, Karotten oder Tomaten. Und Vitamin B6, das in großer Menge in Nüssen, Innereien oder im Hummer (nicht dem SUV) enthalten ist. Manche Ärzte empfehlen, diese beiden Substanzen, die den Dopaminspiegel pushen können, als Präparat aus der Apotheke zu erwerben. Die meisten Apotheker stimmen dem zu.

Entsprechende Medikamente können notwendig werden bei Erkrankungen, die mit einem Ungleichgewicht im Dopamin-Stoffwechsel einhergehen, allen voran Morbus Parkinson. Denn Dopamin ist bei der Planung von Bewegungsabläufen im Gehirn federführend beteiligt.

Auch nicht schlecht für die Bildung von Dopamin: Kalzium – und Sport, denn der erhöht den Gehalt an Kalzium im Blut. Außerdem ist Sport immer »nicht schlecht«. Hat man sich überwunden, macht er echt gute Laune. Das Dopamin steigt an. Und das macht wiederum gute Laune. So einfach ist das. Gehört man eher zu den sparsamen Typen, so kann man mit ausreichend Schlaf dafür sorgen, nicht zu viel Dopamin zu verfeuern. Allzu viel von den Glücksstoffen zu hamstern und gar nicht mehr aus den Federn kommen, bewirkt aber eher das Gegenteil. Denn auch für Glückshormone gilt: Was nicht gebraucht wird, wird wieder abgebaut. »Use it, or lose it!«

Serotonin

Serotonin gilt als der Stimmungsmacher in der bunten Familie der Hormone. Es ist Überträgersubstanz der Nervenbahnen und in der Lage, die entsprechenden Hirnregionen des Belohnungszentrums zu aktivieren.

Sogar winzige Lebewesen wie Amöben (eine Gruppe von Einzellern) produzieren Serotonin. Ob Amöben allerdings auch depressiv werden, wenn sie zu wenig Serotonin in ihrer Zelle haben, ist zu bezweifeln. Bis dato jedenfalls hat die Wissenschaft noch nicht von Amöben gehört, die psychiatrisch ausgebildet wären und diese Erkrankung diagnostizieren, geschweige denn behandeln könnten.

Einerseits Stimmungshormon, würde es andererseits dem Serotonin nicht gerecht werden, bezeichnete man es ausschließlich als »Glückshormon«. Immerhin gibt es im menschlichen Körper über ein Dutzend verschiedener Rezeptoren für dieses Hormon, mit ebenso unterschiedlichen Wirkungen. Rund 95 Prozent der gesamten Serotoninmenge befinden sich nicht, wie vielleicht vermutet, im Gehirn, sondern im Magen-Darm-Trakt. Vielleicht ist deshalb bei so vielen Menschen ihr Glück im Arsch.

Dabei brauchen wir mengenmäßig gar nicht viel Serotonin, um glücklich zu werden. Gerade mal ein paar zehntel Milligramm befinden sich an den relevanten Schaltstellen des Zwischenhirns. Zum Vergleich: Eine Messerspitze entspricht etwa 100 Milligramm, also bereits dem 1000-Fachen. Und in einer einzigen Banane finden wir bereits den zig-fachen Gehalt der Serotoninmenge im Gehirn. Vielleicht sehen Bananen deshalb irgendwie so gute Laune bringend aus.

Kummer und Stress sorgen für einen geringeren Serotoninspiegel. Und ein geringer Serotoninspiegel für Kummer und Stress. An welcher Stelle man damit beginnt, den Kreislauf zu unterbrechen, ist also eigentlich irrelevant. Man sollte nur irgendwann damit beginnen.

Bei Depressionen oder Zwangserkrankungen kann es zu einem Absinken des Serotonins um 50 Prozent kommen. Antidepressiva, Psychopharmaka hemmen die Wiederaufnahme des Serotonins in die Nervenzelle. Somit verbleibt viel freies Serotonin im synaptischen Spalt dazwischen. Und das ist gut für die Stimmung.

Serotonin selbst kann nicht über das Blut ins Gehirn gelangen. Der Körper baut das Hormon aus der Vorstufe Tryptophan auf, einer Aminosäure, die wir mit der Nahrung zu uns nehmen können. So geht also die Liebe tatsächlich durch den Magen, aber auch der Liebeskummer, der, kaum verwunderlich, mit Serotonin in engem Zusammenhang steht.

Insulin sorgt übrigens dafür, dass das Hormon als L-Tryptophan bevorzugt ins Gehirn geht. Essen wir also tryptophanreich, mit ein wenig Zucker, um auch das Insulin zu kitzeln, so dopen wir glücksmäßig unser Hirn. Diesen Mechanismus nutzen wir, auch wenn wir uns dessen nicht bewusst sind, wenn wir im Frust eine kleine Familientafel

Schokolade (Kombi-Präparat aus Tryptophan plus Zucker) einwerfen – und uns anschließend ein wenig besser fühlen.

Frauen haben einen gewissen hormonellen Glücksvorteil: Östrogen kurbelt sowohl den Serotonin- als auch den Dopaminspiegel an. Das erklärt ein wenig, warum sich viele in der Östrogenphase ihres Zyklus so wohlfühlen, mit dem Eisprung der Spaß jedoch sein Ende hat. Die Natur scheint sauer zu reagieren, wenn's mit der Fortpflanzung wieder mal nicht geklappt hat und lässt das die Frau auch spüren. Vielleicht aus Rache. Oder aus erziehungstechnischen Gründen. Was die Natur nicht weiß: Die Menschheit hat die Antibabypille erfunden. Gerade die ersten Exemplare, die auf den Markt kamen, waren ziemliche Östrogen-Bomben. Obwohl man aus guten Gründen die Dosis heute drastisch reduziert hat, waren viele Anwenderinnen von der Wirkung auf die Psyche begeistert. Und da soll noch einer einmal sagen, die Medizin sei nicht die bessere Natur.

Der Körper produziert Serotonin aber auch bei anderen Gelegenheiten: beim Sport (anstrengend) und beim Fasten (noch anstrengender). Menschen, die – freiwillig wohlgemerkt – gänzlich aufs Essen verzichten, erleben nach ein, zwei Tagen, in denen sie die eigene Familie für einen Bissen Schinkensandwich auf dem Jahrmarkt verscherbeln würden, tatsächlich Glücksgefühle.

Und wer Serotonin über den Tag hinweg »sammelt«, der darf sich auf eine gute Nacht freuen. Denn Serotonin wird abends, wenn es dunkel wird, zu Melatonin umgebaut, unserem körpereigenen Schlafmittel.

Übrigens haben auch Verliebte einen bis zu 50 Prozent niedrigeren Serotoninspiegel, ganz ähnlich wie Zwangserkrankte, was einige ihrer sich im Kreis drehenden Gedanken und merkwürdigen Handlungen erklärt. Ob hier auch Antidepressiva oder Psychopharmaka helfen, ist fraglich. Es ist wahrlich schwierig, Studienteilnehmer zu finden, die sich gegen dieses Gefühl behandeln lassen wollen.

Hochstimmung mit Phenylethylamin

Mit dem Verzehr von Schokolade essen wir immerhin ein Prozent Phenylethylamin (PEA) mit. Nicht auszudenken, wie happy wir beim Verzehr einer Tafel Phenylethylamin (entspricht 100 Tafeln Schokolade) wären. Und wie schlecht uns danach wäre. Denn es handelt sich eigentlich um eine ölige Substanz, die nach Fisch und Ammoniak riecht. Sportarten, die für einen ordentlichen Adrenalinschub sorgen, wie Fallschirmspringen oder das Mitschmuggeln einer Literflasche Mineralwasser in ein Flugzeug, lassen auch das PEA in die Höhe schnellen. Während depressive Menschen weniger davon im Blut haben, besitzen frisch Verliebte reichlich davon. Und da das molekulare Grundgerüst Ähnlichkeiten mit halluzinogenen Drogen aufweist, ist auch der Suchtcharakter des Hormons nicht zu unterschätzen, so der australische Chemiker Peter Godfrey, der PEA für den Liebesrausch verantwortlich macht.

So sollen »Attraction-Junkies«, also liebeshungrige Menschen, um es vornehm zu formulieren, ähnliche Verhaltensmuster wie Suchtkranke an den Tag legen, um an den Stoff PEA zu kommen. Nach etwa zwei Jahren haben sich die Nervenendigungen jedoch an die Substanz gewöhnt. Das war's dann mit der euphorischen Liebe fürs Erste. Zumindest aus hormoneller Sicht. Dann ist der Zeitpunkt gekommen, mit seinem Partner in ein Flugzeug zu steigen, mit einer geschmuggelten Flasche Mineralwasser, und Fallschirmspringen zu gehen.

Hormone verschönern die Welt

Es gibt aber Phasen, in denen wir mit unseren Hormonen in unendliche Höhen des Wohlbefindens gleiten. Und da Serotonin nur zu einem geringen Teil im Hirn, zum größten Teil aber im Verdauungstrakt zu finden ist, haben wir eben eher Schmetterlinge im Bauch als im Kopf.

Dann könnten wir die Welt umarmen, es gelingt nahezu alles, die Vöglein zwitschern in den Alleebäumen, beschwingte Musik dringt aus den Lokalen der pulsierenden Stadt, die freundliche Dame in der schicken Uniform steckt einen Liebesbrief hinter die Windschutzscheibe. Alles fühlt sich so wunderbar, so richtig an. Beeindruckend, was die Hormone hier zu Wege bringen: Sie verändern nicht nur uns. Sie verändern auch die Welt. Zumindest unsere Wahrnehmung davon. Aber was macht das schon für einen Unterschied?

Man sollte nicht enttäuscht sein, wenn die Euphorie abnimmt. Im Gegenteil. Es gilt, staunend zu erkennen, welche Macht in uns selbst liegt: die Macht, dass wir uns die Welt nicht nur schönsaufen, sondern auch schönfühlen können!

Obwohl die Hormone vieles zustande bringen: Dass sie in unserem Verliebtheitszustand auch noch dafür sorgen sollen, dass das Wetter schön ist, wir den Bus noch rechtzeitig erreichen oder uns ein defekter Automat mehr rausgibt, als wir bezahlt haben, dass uns schier alles zu gelingen scheint, wäre wohl etwas viel verlangt. Selbst Weltverschwörungstheoretiker, die eine von unbekannter Stelle entworfene Strategie dahinter vermuten, dass plötzlich der Bus dann vorfährt, wenn wir ihn gerade brauchen, und jemand den Automat manipuliert hat, um uns damit zu manipulieren, müssen irgendwann an der deprimierenden Erkenntnis scheitern, dass wir wohl den ganzen Verschwörungsaufwand nicht wert wären. Es sind also wir selbst, die auf so erstaunliche Weise ihren Blick auf die Welt verändern. Es liegt also an uns, wie schön die Welt ist. Und das ist doch wunderbar. Es kommt noch besser: Selbst wenn die Welt nicht schön ist, können wir zufrieden mit ihr sein. Im Zustand des Glücks ist es uns nämlich völlig egal, ob es regnet, wir den Bus verpassen oder der Automat wie üblich unsere Münze ohne Gegenleistung verschluckt, wir finden die Welt trotzdem schön. Und das ist noch wunderbarer.

Denn im Prinzip spricht nichts dagegen, die Welt nicht nur in der Warm-up-Phase einer Beziehung in vollen Zügen zu genießen, sondern auch an all den Tagen davor und danach. Ihre Hormone sind Ihnen gerne dabei behilflich. Fragen Sie mal bei ihnen nach!

Zauberdüfte und Liebestränke

Pheromone – Hormone auf Wanderschaft

Nicht nur die Nase eines Mannes, auch die einer Frau hat etwas mit »Johannes« zu tun. Und zwar über die Pheromone, landläufig als Sexuallockstoffe bezeichnet. Zwar handelt es sich nicht um Hormone im engeren Sinn, da sie nicht durch die Blutbahn sausen, sondern über die Luft oder das Wasser von einem Individuum zum anderen übertragen werden. Dennoch weisen sie chemische Ähnlichkeiten zum Hormon auf und docken an Rezeptoren im Körper an, sodass sie auch als Ecto-Hormone bezeichnet werden. Bevor also der Funken überspringt, springt erst mal ein Hormon!

Lockstoffe der Liebe

Sie werden in Drüsen gebildet und über den Schweiß, mitunter auch im Urin abgesondert. Bei Schweinen sorgt etwa der Eber bei der Begattung durch das Aussenden eines Pheromons dafür, dass die Sau stillhält. Wenig herzerwärmend bezeichnen Biologen dies als »Duldungsstarre«. So versucht man auch in der Zucht, sich der berauschenden Wirkung der Pheromone zu bedienen.

Noch in einem anderen tierischen Bereich verwendet man diese Sexuallockstoffe: in der biologischen Schädlingsbekämpfung. Die männlichen Schädlinge tappen in perfide aufgestellte Pheromon-Fallen, im Glauben, hier gäbe es ein Haufen williger Mädels. Damit lassen sich die Männchen aus dem (Geschlechts-)Verkehr ziehen und die Population schwindet.

Dass dies auch für menschliche männliche Schädlinge funktioniert, darf bezweifelt werden. Denn ob und wie genau Pheromone beim Menschen wirken, ist noch nicht ganz klar. Klar genug jedoch für die Anbieter diverser Produkte, die die Anlockung des anderen Geschlechts durch das bloße Besprühen mit Pheromon-Parfüms versprechen. Wer sich also nicht auf seine inneren Werte, sein Charisma oder gar auf Höflichkeit verlassen will, kann stattdessen zum Spray greifen. In der romantischen Hoffnung, die Chemie möge Wegbereiter für die Liebe sein. Oder zumindest für den Sex.

Jacobson-Organ

Säugetiere fahren voll auf die Wirkung von Pheromonen ab. Warum soll also der Mensch hier eine Ausnahme bilden? Allerdings kann der Mensch die Lockstoffe nicht wie ein Parfüm riechen. Vielmehr existiert in der Nasenscheidewand ein Organ, das die Lockdüfte zu deuten weiß: Das Jacobson-Organ (oder auch vomeronasales Organ) ist bei vielen Tieren vorhanden und auch beim Menschen angelegt, bildet sich bei ihm jedoch bereits vor der Geburt weitgehend zurück. Das Jacobson-Organ soll aber noch im Säuglingsalter aktiv sein. Und viele Erwachsene entdecken ja im reiferen Lebensalter das Kind in sich – und damit vielleicht auch die Fähigkeit, sich Partner zu erschnüffeln.

Viele Tierarten, etwa Pferde, Hunde oder Katzen, können durch das Flehmen, das Hochziehen der Oberlippe bei leicht geöffnetem Maul, die Luft auf dieses Organ leiten und die Pheromone wahrnehmen. Probieren Sie es mal aus, vielleicht zählen Sie zu den Begabten, die auf diese Weise ihre Partner oder unliebsame Konkurrenten wittern können. Glaubt man einer Harvard-Studie, so soll dieses kleine unscheinbare Organ sogar das Geschlechtsverhalten festlegen. Funktioniert es nicht, so »vermännlicht« sich das Verhalten, weibliche Tiere verlieren die Lust an der Nestpflege, sie beginnen sogar, um Weibchen zu balzen. Ob sie sich auch für Bier und Fußball interessieren? Vielleicht legen wir – ob Frau oder Mann – bei Schnupfen mit stark verstopfter Nase (und damit einer Blockierung unseres Jacobson-Organs) deshalb so typisch männliche Verhaltenszüge an den Tag: Wir lamentieren, fluchen und lassen uns am liebsten bedienen.

Welt der Düfte

Wir leben im Zeitalter des Parfüms. Die Duftwolken, die uns heute umhüllen, würden jeden rundum behandelten Barockfürsten vor

Neid erblassen lassen. Dinge dürfen nicht nach dem riechen, wonach sie riechen: Inhaber von Supermärkten und Restaurantketten lassen ihre Läden parfümieren, um die Kundschaft mit designten Düften in Kauflaune zu bringen. Selbst biologische Nachhaltigkeits-Shops behandeln ihre Regale mit Düften, die das Publikum mit »unbehandeltes Produkt« assoziiert. Und Menschen selbst dürfen heute nach nichts riechen, und wenn riechen, dann nur nach Brad Pitt oder Scarlett Johansson – oder zumindest so, wie ein Normalsterblicher annimmt, dass die riechen. Dazu verwenden wir ausgefuchste Präparate, die uns 24 Stunden geruchsfrei halten, mit viel Aluminium und von denen wir hören, dass sie vielleicht zu Alzheimer führen können – aber besser nicht zu stinken, als sich was zu merken.

Ein Duft ist mehr als eine profane Sinneswahrnehmung von Molekülen in den Riechzellen. »Ein Duft muss die besten Augenblicke des Lebens wieder wachrufen«, meint Karl Lagerfeld dazu und damit hat der schwarz-weiße Mann aus der Modebranche durchaus recht: Die unmittelbare Nähe und die engen Verbindungen zum Gefühlszentrum des Gehirns, dem limbischen System, machen klar, warum Gerüche so intensiv erlebt werden. Der Geruch von Weihnachtsbäckerei löst nicht nur die neutrale Empfindung »Aha, Zimt« aus, sondern die Kaskade von »Zimt – Weihnachten – Familie – Geborgenheit« oder auch »Zimt – Weihnachten – Familie – Beklemmung« und führt zu entsprechenden Empfindungen. Kaum eine Sinneswahrnehmung kann uns derart an etwas erinnern wie ein Duft. Oft wecken Gerüche scheinbar unpassende Assoziationen und wir finden uns beim Wahrnehmen eines bestimmten Reinigungsmittels plötzlich in die Kindertagesstätte zurückversetzt, weil das von der kurzsichtigen Köchin so liebevoll zubereitete Mittagessen immer danach geschmeckt hatte.

Glücklicherweise lässt sich der Körper nicht im Zaum halten und entfaltet unglücklicherweise bevorzugt in vollen U-Bahn-Waggons zur Rushhour das ureigene Schweißaroma. Vermischt mit ein wenig Brad Pitt. Selbst wenn sich im Schweiß tatsächlich Duftstoffe befinden könnten, die in irgendeiner Form Lust auf einen Partner machen sollen, in übervollen öffentlichen Verkehrsmitteln geht dieser Effekt garantiert unter.

Pher(H)ormone

So soll das funktionieren mit den anziehenden Körpergerüchen: Das männliche Androstadienon, ein Abbauprodukt des Geschlechtshormons Testosteron, verursacht im Jacobson-Organ der Frauennase eine erhöhte Aktivität – und das weibliche Estratetraenol wiederum verzückt die Männer. Laut Studien schätzten Frauen, die also solche Düfte an Männern unbewusst wahrnehmen, diese als besser, härter, lässiger ein. Allerdings sind Auftraggeber dieser Untersuchungen meist Firmen, die die preislich hoch angesetzten Lockstoffe gerne an die Kundschaft bringen möchten. Einleuchtend, dass man so wohl eher von den verlockenden Wirkungen eines mäßig riechenden Parfüms zu lesen bekommt denn von seinem Versagen.

Im weiblichen Vaginalsekret finden sich zudem sogenannte Kopuline. Das sind Duftstoffe, die zyklusabhängig produziert werden und an den fruchtbaren Tagen in höherer Konzentration vorliegen. Männern gefällt dieser Duft laut einer Studie des Wiener Verhaltensforschers Karl Grammer. Denn erschnüffelten Testmännchen künstlich hergestellte Kopuline, erhöhte das den Testosteronspiegel in ihrem Speichel. Neben diesem hormonellen Sabbern stuften die Probanden Frauen ganz allgemein und auch unabhängig von ihrer Attraktivität als begehrenswerter ein, wenn sie unter dem Einfluss dieser Duftstoffe standen. Selbst wenn der Effekt nur gering ist, so könnte der Duft von Kopulinen das Zünglein an der Waage sein; die Anfertigung einer kleinen Kopuline-Phiole könnte sich lohnen. Man kann solche Kopuline übrigens auch mit einem Kilopreis von rund 4000 Euro aufwärts im gut sortierten Online-Shop erwerben. Aber wer denkt, auf solche Mengen angewiesen zu sein, hat wohl von vorneherein bereits verloren.

Ob die Pheromone nun tatsächlich wirken, sei also dahingestellt. Der Wunsch nach zauberhaften Düften, die einen potenziellen Partner über Kilometer hinweg anziehen und betören, ist jedoch so stark und weit verbreitet, dass der wissenschaftliche Nachweis zwar nett ist, aber nicht zwangsläufig nötig, um solche Produkte zu verkaufen. Frauen wollen anziehender wirken, Männer ausziehender. Ihr Versuch, der Natur ein wenig nachzuhelfen, ist verständlich.

Man sollte sich nicht anmaßen, ein solches Tricksen als moralisch verwerflich abzutun. Denn einerseits tun es die Tiere ja auch. Liegt also irgendwie in der Natur. Zum anderen handelt es sich nicht um K.-o.-Tropfen und die »Opfer» haben die Wahl. Können sich zwei Menschen also absolut nicht riechen, so wird auch das beste Pheromon keine Berge versetzen können.

Ich kann dich (nicht) riechen

Jeder Mensch hat einen speziellen Körpergeruch und neun von zehn Frauen erkennen ihre Männer blind am Odeur ihrer ungewaschenen Socken. Denn vor allem im Schweiß treten diese Duftnoten aus dem Körper und damit zutage und in die Nasen der anderen Menschen.

Verantwortlich für die ganz persönliche Duftnote ist der Haupt-Gewebe-Verträglichkeitskomplex (MHC-Komplex). Es handelt sich dabei um genetische Marker, die im Körper für das Erkennen von »eigen« und »fremd« zuständig sind. Diese immunologisch wichtigen Merkmale sind vor allem im Rahmen von Transplantationen von Bedeutung und sollten zwischen Spenderorgan und Empfänger übereinstimmen, damit es nicht zu einer Abstoßung des transplantierten Organs kommt.

Der Mensch ist biologisch darauf aus, im Rahmen der Fortpflanzung einen möglichst breiten genetischen Mix zu erlangen. Die Nase pflichtet dem bei: So sollen Frauen in der Partnerwahl Männer bevorzugen, deren MHC-Komplex deutlich von ihrem eigenen abweicht.

Vielleicht sind es aber auch die anderen Sinnesorgane, die sich ebenfalls bei der Auswahl eines potenziellen Partners einmischen, denn Blonde stehen oft auf Dunkelhaarige, stille Wässerchen auf sprudelnde Sprachquellen. Dass sich Ärzte Schwestern, Piloten Stewardessen oder First Ladies Präsidenten aussuchen, hängt jedoch eher mit der alten Volksweisheit »Gelegenheit macht Diebe« zusammen.

Oxytocin – Kuscheln, Treue und ewige Liebe

Der Mensch wurde bereits in den 70er-Jahren vom hohen Ross der Übernatürlichkeit gestoßen, als man ihn in der verhaltensbiologischen Welt als »nackten Affen« bezeichnete. Schließlich verfolgen ihn seine Instinkte und die Triebhaftigkeit bis ins moderne Zeitalter, in die gehobensten Kreise und die gebildetsten Institutionen hinein. Das Gefühl, etwas zur Arterhaltung beitragen zu müssen, ist tief verankert. Und nur ins Sozialsystem einzuzahlen, um Kinderbetreuungseinrichtungen für andere mitzufinanzieren, genügt den Instinkten oft nicht. Man muss da selber ran. Doch nicht nur jene Eigenschaften, die eine rasche Partnerwahl und den schnellsten Weg zu einer erfolgreichen Kopulation ermöglichen, sind hormongesteuert. Auch jene Mechanismen sind es, die die Zusammengehörigkeit zwischen den Partnern besiegeln. Zum Beispiel, dass sich der Erzeuger nach dem Beitrag zur Leibesfrucht nicht sofort verdünnisiert. So hat das die Natur eigentlich vorgesehen. Viele fliehen trotzdem, aber sie haben zumindest ein schlechtes Gewissen dabei. Der Mensch ist anpassungsfähig. Und so braucht ein mit Nachwuchs gefülltes Nest heutzutage nicht mehr zwangsläufig einen starken Beschützer.

Der Sympathieträger unter den Hormonen

Oxytocin gehört zu meinen Lieblingshormonen. Schließlich ist es vor allem für die positiven und angenehmen Dinge im Leben zuständig und wird mit so blumigen Attributen wie Kuschel- oder Liebeshormon geschmückt. Es wird beim Orgasmus in die Blutbahn abgegeben, aber auch bei sanften Berührungen vermehrt sezerniert. Es bindet auch Partner aneinander und Eltern an ihre Kinder. Schiebt man den rein biologischen Sinn dahinter beiseite, so bleibt ein Hormon, das zutiefst romantisch ist.

Das Hormon wird im Hypothalamus gebildet, dem Steuerzentrum des vegetativen Nervensystems, und gelangt über Nervenzellausläufer zur Hirnanhangsdrüse, wo es zwischengespeichert und bei Bedarf ins Blut ausgeschüttet wird. Unüblich für Hormone: Es gibt hier eine positive Rückkoppelung. Das heißt: Je mehr Oxytocin da ist, desto mehr wird produziert. Das sollten wir uns beim nächsten Mal Kuscheln vergegenwärtigen. In den 1950er-Jahren sorgte Oxytocin auch für die Ausschüttung des Nobelpreises an seinen Entdecker.

Oxytocin bedeutet wörtlich »schnelle Geburt« und hilft den gebärenden Frauen dabei, das Kind zur Welt zu bringen. So kommt es als Medikament vor allem im Kreißsaal zum Einsatz, natürlich als Wehenmittel, damit aus der Geburt eine schnelle Geburt wird. Eine schnelle Geburt hat zwei große Vorteile, da sie a) für die Frau früher vorbei ist und b) für den Arzt früher vorbei ist. Deshalb wird den Gebärenden in den Kreißsälen der Krankenhäuser nach Aufnahme der Personaldaten und dem Willkommenscocktail auch gleich mal ein Wehentropf angehängt. Denn eine normale Geburt gilt prinzipiell als zu langsam.

Nach der Geburt sorgt Oxytocin durch das Zusammenziehen der Gebärmuttermuskulatur für das Ausstoßen der Nachgeburt und die Blutstillung, aber auch für das Auspressen der Milch aus der Brustdrüse. Es ist quasi zudem die Amme unter den Hormonen. Daher bringt es uns auch die Kuhmilch in die Packung, denn ohne Oxytocin gibt die Kuh keine Milch. Nicht dem Kalb. Und schon gar nicht dem Bauern.

Treue mit Halbwertszeit

Die Idee, das Hormon Oxytocin könnte etwas mit Treue zu tun haben, haben wir den Präriewühlmäusen zu verdanken. Ende des vorigen Jahrhunderts untersuchte man ihr Beziehungsverhalten. Die Tiere sind ein Leben lang monogam und kümmern sich gemeinsam um die Nachkommen. Dies ist möglicherweise einem massiven Oxytocinschub zuzuschreiben, der am Beginn dieser wunderbar romantischen, lebenslangen Liaison steht: ein bis zu 40(!) Stunden dauernder Geschlechtsakt. Das dürfte wie bei Obelix, der als Kind in den Zaubertrank gefallen war, für ein (Beziehungs-)Leben reichen.

Die Verwandten der Präriebewohner aus dem Gebirge, die Bergwühlmäuse, halten hingegen nicht allzu viel von festen Beziehungen und auch die Erziehung der Jungen ist nicht so ganz das ihre. Liegt dieses Verhalten daran, dass es auf der Alm keine Sünd' gibt? Oder doch an den Hormonen? Der im Vergleich niedrige Oxytocinspiegel der Bergbewohner spricht für diese These. Wobei man wie immer bei solchen Aussagen nie genau wissen kann, ob zuerst das Hormon oder zuerst die Sünd' da war.

Viele Studienergebnisse zeigen, dass sanfte Berührungen den Oxytocinspiegel steigern. Allerdings nur dann, wenn der Betroffene auch berührt werden möchte! Wenn nicht, steigt nur der Stresslevel, es kommt zu einem erhöhten Pegel von Cortisol und damit zu Effekten, die allesamt Entspannung verhindern. Mag man sich, so stärken Berührungen jedoch die Bindung. Zwischen Eltern und Kindern. Und zwischen Papa und Mama, wenn die Kinder schon schlafen.

Verkaufsschlager »Liquid Trust«

Die Tatsache, dass Oxytocin die Verbundenheit von Paaren stärkt, führt naturgemäß dazu, dass es das (sexuelle) Interesse an Menschen außerhalb einer aufrechten Beziehung verringert. Während Oxytocin bei Singles eine erhöhte Kontaktfreudigkeit zu einem potenziellen Partner verursacht, scheint es bei gebundenen Menschen genau das Gegenteil zu bewirken. Klar, dass der als »Liquid Trust« angebotene Spray (das Mittel muss über die Nase aufgenommen werden) den Online-Shops einen ähnlich großen Gewinn beschert wie Diätpillen, die direkt auf die Schokoladetorte gestreut werden können, oder die Penisverlängerungspumpe »iPhenis«. Immerhin verspricht »Liquid Trust« sowohl ein Liebestrank zu sein, wie jener in Shakespeares Sommernachtstraum, als auch ein Zaubermittel, das die Schürzen notorischer Jäger stutzt und die geilen Blicke wieder auf den liebenden Partner richtet. Klingt gut, funktioniert jedoch nicht immer. Mutige Händler werben mit Geld-zurück-Garantie. Als Nachweis genügen für Singles zehn bestätigte Körbe, für Ehepartner braucht es eine Scheidungsurkunde.

Oxytocin vermag auch die Verbundenheit innerhalb einer Gruppe zu steigern, damit jedoch – und dies sei als Schattenseite kritisch erwähnt – das Vertrauen zu Menschen außerhalb dieser Gruppe zu verringern. Die Ersteller einer Studie an holländischen Universitäten behaupten sogar, dass das Hormon nationalistische Tendenzen, also den Zusammenhalt nach innen und die deutliche Abgrenzung nach außen, begünstigt. Damit ließe sich Oxytocin vielleicht auch als Dopingsubstanz verwenden, die bei Mannschaftssportarten das »Wir-Gefühl« stärkt, um den Gegner in Grund und Boden zu stampfen. (Als Körperspray für Sportler in der duftneutralen Note »unisex« im guten Handel weltweit völlig legal erhältlich.)

Beziehungskrach – die hormongesteuerte Partnerschaft

Partnerwahl

Da unsere Hormone letztlich dafür Sorge tragen, dass wir uns vermehren, wollen sie auch bei der Auswahl unserer Partner ein Wörtchen mitreden.

Hormone als Verkuppler

Zunächst beginnen die Botenstoffe (und die diversen Netzwerke im Gehirn) mit der Beurteilung des äußeren Erscheinungsbilds: Der potenzielle Vater der zukünftigen Patchwork-Kinder sollte markante Gesichtszüge haben, die potenzielle Mutter eher ein glattes, weiches Antlitz. So, wie es eben aussieht, wenn viel Testosteron beziehungsweise Östrogen an der Gestaltung beteiligt waren. Ein solches Aussehen, so wollen uns die Forscher glaubhaft machen, soll bereits einen gewichtigen Pluspunkt beim ersten zwischenmenschlichen Vorstellungsgespräch bewirken. Weil die Botenstoffe es so wollen.

Und wie geht es dann weiter? Wer sich der Illusion hingibt, unsere unendlich witzige Konversation, der eigene umwerfende Charme oder der unwiderstehliche Augenaufschlag wären die ausschlaggebenden Gründe für das letztendliche Anbeißen des Partners, der sei eines Besseren belehrt. Natürlich kann man auch schon beim ersten Zusammentreffen ganz rational ein wenig beurteilen, ob Interessen, Weltanschauung oder Kontostand kompatibel sein könnten – aber das Gegenüber könnte sich auch verstellt haben. Und aus dem kulturinteressierten, sportlich-eleganten Prinzen im gepflegten Maßanzug würde sich ganz rasch ein sportuninteressierter, kulturbanausiger

Frosch in ungepflegter Jogging-Hose schälen. Damit uns das nicht passiert, brauchen wir unsere Hormone, die neben der blendenden Fassade auch noch den Innenhof bewerten.

Am Anfang einer jeden Liebesbeziehung mischen die Geschlechtshormone gehörig mit. So sieht man, dass Testosteron bei Frauen (das aus Nebenniere und Eierstock stammt) in dieser ersten Phase erhöht ist. Es gibt Kraft und es steigert die Libido. Dopamin sorgt für das nötige Glücksgefühl in den Belohnungszentren unseres Gehirns. Und natürlich ist das Oxytocin, unser Kuschel- und Liebeshormon, hier ganz vorne mit dabei. Schließlich ist es auch federführend beim Geschlechtsverkehr beteiligt und kann daher aus Erfahrung die Spreu vom Weizen unterscheiden. Das Hormon Vasopressin, das zwar auch für die ausreichende Durchblutung beim Sex zuständig ist, jedoch vor allem für das Einschlafen danach, wählt natürlich nach ganz anderen Präferenzen aus (»Sieht er so aus, als ob er schnarchen würde?«).

Während wir also ernsthaft glauben, durch gefinkelte Flirt-Techniken den potenziellen Partner »aufzureißen«, sind es im Hintergrund die Hormone und die unbewussten Aktivitäten im Stammhirn, die die Entscheidung fällen zwischen »zu mir oder zu dir?« oder aber »du zu dir, ich zu mir!«.

Die vier Hormontypen der Liebe

Die renommierte US-amerikanische Anthropologin Helen Fisher wollte nicht so recht daran glauben, dass die Natur den Menschen selbst die Entscheidung überlässt bei so wichtigen Fragen wie die nach der Partnerwahl. Dafür scheinen wir zu dämlich zu sein.

Rund 40 000 Personen mussten deshalb auf einem Online-Dating-Portal einen Fragebogen beantworten. Fishers Theorie aufgrund der Ergebnisse: Vier Hormone sind es, die in unterschiedlicher Konzentration gebildet werden und bestimmte Persönlichkeiten prägen: die Geschlechtshormone Östrogen und Testosteron sowie die Neurotransmitter Dopamin und Serotonin. Wie auch immer man zu solchen Typenlehren steht, amüsant zu lesen ist das allemal, vor allem wenn Personen des öffentlichen Lebens gleich mal in die Kategorien eingeteilt werden.

So gibt es den fürsorglichen und konsensfähigen Diplomaten (Östrogen, Bill Clinton), den strategisch denkenden und emotional intelligenten Wegbereiter (Testosteron, Hillary Clinton oder auch Angela Merkel), den energiegeladenen, spontanen Entdecker (Dopamin, Barack Obama) und den bewahrenden, beschützenden Gründer (Serotonin, Colin Powell und wahrscheinlich auch der Papst). Natürlich sei, so Fisher, jeder Mensch eine Mischform, es dominiere aber doch immer ein bestimmter Typus.

In einer zweiten Studie untersuchte sie, welche Typen sich voneinander angezogen fühlen: Im Prinzip gleich und gleich, also Entdecker zu Entdecker, Gründer zu Gründer. Allerdings finden einander Wegbereiter und Diplomaten. Einer Liaison zwischen einem unternehmungslustigen Entdecker und einem häuslichen Gründer gibt Fisher auf Dauer nur wenig Chancen. Eine Beziehung zwischen Barack Obama und dem Papst würde also schnell in die Brüche gehen.

Schicksalsgenossen – Partnerwahl unter Stress

Gleich und gleich gesellt sich gern. Ein immer gern verwendetes Zitat. Wenn man Zeit und Muße dazu hat, dann dürfte dies zutreffen. Dann kann man auch einen genau passenden Deckel für den eigenen schrullig verformten Kochtopf finden. Nicht so, wenn man als Kochtopf unter Druck steht: Denn Stress scheint diesem Verhalten entgegenzuwirken. Allem Anschein nach bevorzugen Männer unter Stress Partnerinnen, die ihnen weder äußerlich noch innerlich gleichen.

Das hat nicht nur damit zu tun, dass man in Zeiten der Not nimmt, was kommt, sondern auch instinktiv das nimmt, was verspricht, genetisch gut gerüstete Nachkommen zu zeugen. Deshalb wird einem Partner, der offenkundig aus einem anderen Genpool stammt, dann gerne der Vorzug gegeben. Das Hormon Cortisol scheint hier als Verkuppler zu fungieren.

Findet man einen Menschen, der ebenfalls angespannt ist und sich unter Stresseinfluss befindet, so haben beide etwas von der ungleichen Partnerschaft. Doch Vorsicht ist geboten, denn es gilt: Entspannt euch bloß nie!

Verliebt, verlobt, verheiratet

Wie immer, wenn es etwas Aufregendes zu tun gibt, ist unser Hormonsystem mit von der Partie. Und der Zustand, in dem sich frisch verliebte Pärchen befinden, kann getrost mit der Umschreibung »völlig abgehoben« definiert werden.

Vorsicht, frisch verliebt!

Amors Pfeile sind getränkt mit Adrenalin: Herzrasen, rasche Atmung, weite Pupillen und Ruhelosigkeit sind nicht nur typische Symptome von Stress, sondern auch von Verliebtheit. Zwar ein schöner Stress, aber ein Stress. Auf Stressreize kann man unterschiedlich reagieren: Während die einen flüchten (»Meine verstorbene Tante ist plötzlich krank geworden«), die anderen kämpfen (»Mit mir kann man Bäume stehlen und Pferde ausreißen!«), fallen manche in Ohnmacht (»Dann gehen wir eben zu dir …«). Eine ganze Horde von Hormonen durchflutet unseren Körper und bringt uns in Stimmung. Allerdings findet sich gerade in der Anfangsphase auch ein verringerter Spiegel des Glücksboten Serotonin. Einer unglücklichen Liebe steht also nichts im Wege.

Eine Entdeckung neueren Datums ist Phenylethylamin (PEA), das der australische Chemiker Peter Godfrey bei frisch verliebten Probanden in erhöhter Konzentration fand. Ein kleines, einfach strukturiertes Hormon, das vom Aufbau her halluzinogenen Drogen nicht unähnlich ist. Depressive haben wenig davon, Sportler und Adrenalin-Junkies mehr. Und eben auch frisch Verliebte. PEA bewerkstelligt das Gesamtkunstwerk »verliebtes Durchgeknalltsein« mit zittrigen Händen, Kloß im Hals, Schmetterlingen im Bauch und Weichspüler in den Knien. PEA erhöht auch das Dopamin und moduliert den Serotoninspiegel. Und lässt uns, trotz der Widrigkeiten, die eine junge Liebe mit sich bringen kann, glücklich aus der verschwitzten Wäsche schauen.

Laut der Anthropologin Helen Fisher soll PEA so lange bei einer Beziehung helfen, bis der Nachwuchs halbwegs überlebensfähig ist. Das sind in der Theorie die ersten vier Jahre – obwohl es in der Praxis auch eine Menge 30-jähriger Exemplare gibt, die nach wie vor im Nest der elterlichen Couch auf ihr Flüggesein warten. Bei vielen indigenen Stämmen sind vier Jahre der gängigste Zeitabstand bis zur Geburt des nächsten Kindes. Macht also Sinn. Auch in der industrialisierten Welt spielt das Jahr vier eine große Rolle: Vier Jahre nach Eheschließung gibt es die meisten Scheidungen.

Erst nach und nach ebbt der Hormonüberschwang ab und die beim akuten Verliebtsein aktiven Hirnareale in den Gefühls- und Suchtzentren treten wieder etwas kürzer, um jenen Strukturen Raum zurückzugeben, die für das kritische Denken zuständig sind. Nun trennt sich die Spreu vom Weizen und es stellt sich heraus, wer nach diesem ersten Liebesrausch noch miteinander kann, selbst wenn die Klobrille dauerhaft hochgeklappt ist oder mehr Haare in der Dusche als am Partner sind.

Verlobt: kein hormoneller Zustand

Machen wir uns nichts vor. Auch wenn die Biologie kräftig bei der Partnerwahl, beim Verliebtsein, beim Sex und meinetwegen auch bei der gemeinschaftlichen Aufzucht der Kinder mitmischt, sind ihr so profane weltliche und kirchenweltliche Zustände, wie »verlobt«, »verheiratet« oder »ver-eingetragene-partnerschaftet«, ziemlich egal.

Natürlich haben wir da unser Treuehormon Oxytocin, das in guten wie auch in schlechten Zeiten als Beziehungskitt herhält. Doch ist es mit der körperlichen Zärtlichkeit, den sanften Worten und Berührungen vorbei, so verliert auch diese Botensubstanz das Interesse. Und natürlich haben wir da noch unser Untreuehormon, das Testosteron, das sich wie ein Schürzenjäger auf die Suche nach noch stärkeren Männchen und noch gebärfreudigeren Weibchen macht.

Verheiratet: die Hormon-Hochzeit

Eine Hochzeit gilt landläufig als der schönste Tag im Leben eines Paares. Das bekümmert viele frisch Vermählte, da es von nun an wohl oder übel bergab gehen muss. Lösen wir uns daher von dieser Vorstellung. Stellen wir stattdessen fest, dass es zumindest emotional instabil zugeht in einer Beziehung. Obwohl es ein Fest der Freude ist, lachen nicht alle. Manchmal weint die Braut. Noch öfter weint ihre Mutter. Wenn der Fotograf weint, wissen Sie, dass er soeben versehentlich die Speicherkarte in seiner Kamera neu formatiert hat.

Hochzeit bedeutet oft Stress. Nicht nur am Hochzeitstag, sondern bereits die Monate davor; nicht nur für die Brautpaare, auch für deren Eltern, Trauzeugen und Ex-Partner. Cool bleiben nur die routinierten Hochzeitsprofis, wie Pfarrer, Standesbeamte und jene, die bereits mehr als viermal verheiratet waren. Die Hauptakteure stehen jedoch über Wochen unter Strom. Die Liebe – mit all den dazugehörigen Botenstoffen – muss den Stressbewältigungsmechanismen Platz machen. Die Nerven liegen blank, die Luft ist Cortisol-geschwängert, die Immunsysteme versagen den Dienst, der entzündete Pickel auf der Nase nimmt gigantische Ausmaße an. Dass sie nicht nur etwas Altes, etwas Neues, etwas Geliehenes und etwas Gebrauchtes, sondern auch etwas Hormonelles unter ihrem weißen Kleid trägt, scheint daher nicht verwunderlich. Dass eine Braut beschließt, die körperlichen Veränderungen wissenschaftlich untersuchen zu lassen, schon eher.

Die Wissenschaftsjournalistin Linda Geddes hat 2010 im »New Scientist« unter dem Titel »Big Fat Geek Wedding« (eine Art Heirat für Nerds) einen Artikel über die hormonelle Situation während ihrer eigenen Hochzeit verfasst. Um die Zeremonie ein wenig entspannter zu gestalten, nahmen Forscher der Universität Claremont, Kalifornien, vor und nach der Hochzeit Blutproben der Hochzeitsgesellschaft und untersuchten die Hormonspiegel.

Im Zentrum der Aufmerksamkeit stand natürlich das Liebes- und Bindungshormon Oxytocin. Tatsächlich zeigte sich eine Steigerung der Konzentration dieses Botenstoffs. Und zwar am stärksten bei der Braut. Etwas weniger bei der Brautmutter. Dann beim Brautvater. Immerhin auf Platz vier landete der Bräutigam (die Studienergebnisse soll jeder für sich interpretieren). Der Oxytocinspiegel der Freunde und Verwandten änderte sich übrigens kaum. Die Ergebnisse sind ein Hinweis darauf, dass die öffentliche Zeremonie nicht nur der Bindung des Paares dient, sondern auch den Zusammenhalt der Familie auf hormoneller Ebene fördert.

Interessanterweise stieg auch der Testosteronspiegel des Bräutigams nach der Zeremonie an. Das wird sich jedoch später geändert haben, denn im Schnitt zeigen verheiratete Männer (und Väter) einen niedrigen Testosteronspiegel. Anscheinend bestärkt das endgültige Erbeuten des Weibchens das Gefühl männlicher Unschlagbarkeit. Auch hier zeigte die Hochzeitsgesellschaft kaum Hormonschwankungen. Außer bei einem Freund der Braut, bei dem der Testosteronspiegel ebenfalls um 50 Prozent anstieg (wieder sei jeder selbst aufgerufen, das Studienergebnis für sich zu interpretieren).

Übrigens kommt es bei nahezu 100 Prozent der Teilnehmer einer Hochzeit zu einem massiven Anstieg von Alkohol im Blut. Muss wohl auch etwas Hormonelles sein.

Pech im Glück, Liebe im Spiel

Verliebte sind im siebenten Himmel. Oder in der siebenten Hölle. Freud und Leid liegen so nah beisammen wie sonst eigentlich nur bei psychischen Erkrankungen, etwa der Pubertät oder dem Fan-Taumel im Fußballstadion. Neben der Überflutung mit glücklich machendem Dopamin sinkt nämlich auch der Serotoninspiegel. Die Betroffenen haben wie gesagt einen ähnlich niedrigen Hormonlevel wie Personen mit Zwangsstörungen. Damit gehen auch all jene Gefühle einher, auf die man in dieser Phase vielleicht gerne verzichten möchte: Eifersucht und Verlustängste, Zweifel an sich, am Partner, an der Beziehung oder an der Redlichkeit von Liebesratgebern. All diese Emotionen führen dazu, sich lieber zu Hause auf die Couch zu legen und die ganze Sache einfach zu vergessen. Denn so ein Serotoninmangel kann ganz schön schmerzhaft sein.

Dass dieser akute Zustand des Verliebtseins nicht gesund sein kann, bemerken zumindest diejenigen, die das ganze Turteln von außen und aus sicherer Entfernung beobachten. Denn diese Phase bedeutet Stress. Und es ist kein Wunder, dass sich in dieser Zeit auch die Spiegel der Nebennierenhormone Adrenalin oder Cortisol erhöhen.

Symptome, die wir aus der Psychiatrie bei neurotischen oder gar psychotischen Zuständen kennen, finden sich hier wieder, in romantischen Pastellfarben getarnt. Das Motivationszentrum im Gehirn wird mit Dopamin überschwemmt, es kann zu Wahnvorstellungen kommen. Auf der anderen Seite fehlt dieser Überträgerstoff dann in jenen Arealen, in denen die Informationen bewertet werden. Die Wahrnehmung ist getrübt, man ist überzeugt, den einzigen, richtigen, schönsten und besten Partner zu haben. Kleine Fehler werden völlig ignoriert: Er ist nach wie vor verheiratet, baut gerade an Einfamilienhaus und Schuldenberg, verspricht aber in der ersten Nacht ewige Treue. Sie hat offensichtlich mehrere Leichen im Keller, nicht einmal bildlich gesprochen, die Hausschuhe der verblichenen und zerstückelten Ehemänner stehen nach wie vor im Schlafzimmer. All das wird in der Phase der blinden Liebe als vernachlässigbarer Firlefanz beiseitegeschoben.

Der Serotoninspiegel normalisiert sich nach einigen Monaten wieder und man kann nun die ganze Sache etwas nüchterner betrachten. Es sei denn, man wurde bereits im Keller verscharrt.

Gebrochenes Herz

Das mitunter abrupte Ende einer Beziehung gehört zu jenen Life-Events, die eine Person am meisten belasten können. Eine Stressreaktion ist die Folge, ja der Körper wird von Stresshormonen geradezu überschwemmt. Da kann es auch zu Schmerzen in der Brust oder Atemnot kommen, sodass das Herz zu zerbrechen droht und einem die Luft wegbleibt.

Jungtier verliert Herde

Nun beginnt für die Betroffenen eine harte Zeit. Die Verhaltensbiologen, die das ganze Treiben aus einer sicheren Distanz mit großem wissenschaftlichem Interesse und einem guten Quäntchen sozialem Voyeurismus beobachten, erkennen Parallelen: Verliert in der Natur ein Jungtier seine Mutter, so werden alle Hebel in Bewegung gesetzt. Da es nicht wie im Einkaufszentrum die Mama-Kuh ausrufen lassen kann, kommt es zu einer hormonellen Stresssituation. Es muss selber rufen. Laut und voller Inbrunst. Das erfolgt nicht zuletzt über die Ausschwemmung der Hormone Dopamin und Noradrenalin.

Dieselben Hormone überfluten auch einen anzugtragenden Mann, der gut etabliert in den oberen Führungsetagen über jeglichen Urinstinkten erhaben zu sein scheint. Doch nun brüllt er. Vielleicht nicht laut, aber dafür umso intensiver, bombardiert die trennungswillige Partnerin mit E-Mails und »Wo bist du?«-Hilferufen auf die Mailbox, schreit voller Inbrunst seinen Kummer in die digitale Welt hinein. Die

Botschaft »Komm zurück!« ist für alle Facebook-Freunde zu sehen. Der souveränste Kerl winselt laut um Vergebung, verspricht Besserung, Änderung seiner gesamten Persönlichkeit inklusive Wohnungseinrichtung sowie das halbe Königreich, wenn nur, ja, wenn nur …

Das Ende einer Beziehung boostet auch das Dopamin. Manche brauchen mehr davon. Tatsächlich kann Dopamin das Motivations- und Suchtzentrum so stärken, dass man sogar süchtig nach negativen oder ablehnenden Erfahrungen werden kann. Stets auf der Suche nach der nächsten Abfuhr, der nächsten Demütigung. Denn Eifersucht ist eben eine Sucht.

Doch normalerweise sollte die Trennung so verlaufen: Im Inneren toben die Hormone, die Drüsen verausgaben sich und irgendwann beschließt das Glückshormon Dopamin, dass nun Schluss mit lustig ist. Denn so etwas hält der stärkste Körper nicht aus. Und noch wichtiger als die Erhaltung einer Beziehung ist dem Körper die Erhaltung des Körpers. Das Dopamin sinkt ab. Der Mann sinkt auf die Couch. Und steht lange nicht mehr auf. Er ist müde. Er ist traurig. Er ist antriebslos. Und der Aktionsradius, in dem er in seiner Unterhose herumläuft, wird von Tag zu Tag größer. Diese Phase der Resignation, der depressiven Verstimmtheit erkennt man an den unrasierten Männern, vor deren Türen sich die Pizzaschachteln stapeln und die sich mit Winterjacke über der Unterhose die Morgenzeitung organisieren. Indes fällt ein anderer Botenstoff weg: das Kuschelhormon Oxytocin. Denn wohin damit, wenn es niemanden mehr zum Kuscheln gibt.

Rache, Wut und Süßigkeiten

Lässt sich das Ende einer Liebe nicht mehr leugnen und fällt auch der Dopaminspiegel ab, so folgt meist die Depression. Die Betroffenen können weder schlafen noch essen, zermartern sich das Gehirn nach dem »Warum« und geben sich mit einem salopp formulierten »Darum!« nicht zufrieden. Manche hetzen rastlos umher, andere verkriechen sich. Am Ende dieser zweiten Phase stehen Wut, Rachegefühle, eine neue Beziehung oder ein lustiges Hobby.

Erst wer diese kritische Zeit überstanden hat, bekommt langsam wieder Zuversicht, kann sich mit der Situation abfinden und Pläne für die Zukunft schmieden. Doch bis dahin ist der Weg beschwerlich. In einer Studie mit Liebeskummerkranken stellte der Verhaltensforscher Michael Bechinie an der Universität Wien schon vor Jahren fest, dass fast die Hälfte aller Personen nach schmerzhaften Trennungen sogar Selbstmordgedanken hegten. Die Trauerreaktionen fielen ähnlich heftig aus wie beim Tod eines Angehörigen. Man kann dem Ganzen aber durchaus etwas Positives abgewinnen. Und obwohl die Betroffenen den gut aufgelegten »Krise ist Chance«-Beratern in dieser Phase gerne die Zähne ausschlagen möchten, so lernt man seine Lektion. Eine gescheiterte Beziehung verbessert unsere Selbsteinschätzung und das hilft bei weiteren Versuchen und einer neuen Partnerschaft. Und es macht uns härter. So es uns nicht umbringt. Denn ein »Broken Heart Syndrom« kann tatsächlich das Herz in Mitleidenschaft ziehen.

Michael Bechinie gibt aber Hoffnung: Die Zeit heilt alle Wunden und je länger die Trennung zurückliegt, desto eher machen die depressive Gemütslage und die Introvertiertheit wieder Platz für ein stärkeres Selbstvertrauen, eine gute Stimmung und eine erhöhte Konzentrationsfähigkeit. Andere Mütter haben auch geschiedene Kinder. Und wie sagte schon Omi: »Bis du heiratest, ist es wieder gut.« Auch wenn sie vielleicht nicht den zweiten Anlauf gemeint hat.

Hormone durch dick und dünn

Bauchfett – der hormonelle Sprengstoffgürtel

Fast ein ganzes Leben haben wir mit der Leibesmitte zu kämpfen. In diesem Fall mit dem Leib über der Mitte. Also dem Bauch. Ein interessanter Körperteil, der sich im Laufe eines Erwachsenenlebens immer wieder bildet, zurückbildet, wieder bildet und schließlich unabänderlich weiterbildet.

Und obwohl wir wissen, dass ein Mann ohne Bauch wie ein Himmel ohne Sterne ist, sind viele damit nicht zufrieden und hätten lieber einen Sixpack an dieser Stelle. Zum Trost sei gesagt, dass jeder Mensch einen Sixpack besitzt. Nur eben darunter. Er ist nichts anderes als der Musculus rectus abdominis. Das ist kein Ostersegen des Papstes, sondern der gerade Bauchmuskel, der mit seinen Muskelbäuchen diese »Coca-Cola-light-oben-ohne-Mann«-Figur formt. Und die hat nun wirklich jeder.

Nun sagt man uns Männern, dass unser Himmel mit Sternen ungesund sei. Dass vor allem die sogenannte »Apfelform« riskant sei, also der ballonartige Zustand um den Nabel. Dabei sollte doch »an apple a day keeps the doctor away« gelten. Die Frauen haben mit ihrer Birnenform zumeist die gesündere Fettverteilung um die Hüften, sind damit aber weitaus unglücklicher als die Männer, die ihre Bierbäuche wie eine Trophäe stolz am Kühlergrill ihres Körpers tragen. Sie haben nun die Macht, darüber zu entscheiden, ob die Hose unter (Geschäftsmann-Look) oder über (Opa-Style) dem Bauch getragen wird.

Dabei wären die Androgene an sich durchaus dafür geeignet, Fett abzubauen. Aber wenn man hartnäckig genug ist, schafft man schon eine schöne Kugel. Bei der Frau könnte ein Bauchfett in männlicher Apfelmanier auf einen Hormonmangel hindeuten. Dies fällt vielen Damen in der Menopause auf den Kopf oder besser gesagt auf den Bauch. Denn die Kombination aus vielleicht nicht mehr ganz so viel Bewegung, Östrogenmangel und dem kleinen Verdauungsschnäpschen dreimal täglich könnte sich fatal auswirken.

Ungesund ist dabei nicht nur das Übergewicht durch die zusätzlichen Kilos, sondern eine perfide Eigenschaft dieses Bauchfetts: Es produziert Hormone. Und nicht die gesündesten, so viel sei gesagt.

Fett produziert Hormone

Fettzellen sind unbeliebt, aber notwendig. Niemand kann mit leerem Tank herumfahren und so findet sich in jeder dieser Adipozyten ein Tropfen Öl, auf den der Körper in schlechteren Zeiten zurückgreifen kann. Damit den Fettzellen nicht langweilig ist, kommunizieren sie über Hormone mit ihrer Umgebung. Der Botenstoff Leptin teilt etwa dem Gehirn mit, dass man satt ist. Klingt vernünftig. Werden die Zellen jedoch durch Anfütterung zu viele und zu groß, so bilden sie eine Vielzahl von sogenannten Adipokinen (Fettgewebshormonen) und überschwemmen die nähere Umgebung mit Stoffen, die Entzündungen verursachen oder sonst irgendwie einen schlechten Einfluss auf den Organismus ausüben. Deshalb fühlen sich so viele Mediziner bemüßigt, ihre gesamte Kundschaft auf Diät zu setzen.

In den Ordinationen hat das Maßband die Waage als gefürchtetes diagnostisches Instrument abgelöst: Das Band um die Körpermitte gelegt und dabei nicht durch Baucheinziehen gemogelt, lässt dem Arzt ein sorgenvolles »Naja!« über die Lippen kommen. »Naja« soll bitte was heißen? Dass der Doktor weder mit dem abgelesenen Wert zufrieden ist, noch mit diesem völlig unspektakulären, ja geradezu lächerlich anmutenden Instrument, das eines Mediziners nicht würdig ist, sondern eher bei Schneidern um den Hals baumelt. Wenn er etwas auf sich hält, wird er Sie zu einer Dual-Photonen-Absorptionsmessung schicken. Das schaut nach was aus und auch an den Kosten sieht man, dass sich Ärzte nicht mit Kinderkram zufriedengeben.

Das derart gemessene »viszerale Fett«, das sich im Bauchraum auch zwischen den Gedärmen findet, ist als rasch zur Verfügung stehende Energiereserve angelegt. Vorteil: Es ist zumeist das erste Fett, das weggeht. Nachteil: Es ist das erste Fett, das sich anlegt.

Da die Natur immer einen Sinn in dem zu haben scheint, was sie so tut (sieht man vielleicht von einigen sehr ulkig aussehenden exotischen Tierchen ab, bei denen eher der Jux im Vordergrund gestanden sein dürfte), muss auch dieses Fett einen Sinn haben. Tatsächlich hat es neben der rasch verfügbaren Energie auch eine Funktion bei der Körperabwehr. Nicht im physikalischen Sinn einer Knautschzone, sondern durch biochemische Prozesse.

Schlank dank Hormone?

Oft wird den Ärzten die Frage gestellt, ob Hormone dick machen können. Nun, das kommt ganz darauf an, in welcher Form Sie Hormonpräparate zu sich nehmen. Wer seine Pillen in Schokoladekonfekt eingelegt hat oder mit einem Liter Limo runterspült, wird wohl mittelfristig einen gewissen Effekt an Bauch und Hüften bemerken. Hormone selbst haben aber sehr wohl einen Einfluss auf den Stoffwechsel. Östrogene etwa können den Appetit anregen. Zudem sorgen sie dafür, dass vermehrt Wasser eingelagert wird. Ist zwar nebensächlich, schlägt sich jedoch auf der dämlichen Waage nieder.

In regelmäßigen Abständen (meist vor der Badesaison) berichten bunte Zeitungen davon, dass man nun das eine, das ultimative Hormon gefunden habe, das die Kilos ohne Zutun in den Keller rasseln lasse. Daneben ein Bild, auf dem ein ohnehin schon besorgniserregend schlankes Model genussvoll in ein Salatblatt beißt. Dass man bei dieser Ernährung gar kein Hormon mehr braucht, erscheint offensichtlich.

Auf der anderen Seite sind es nicht nur die Kalorien, die uns zur Körperfülle verhelfen. Isst man nämlich mehr Salatblätter als die Dame im Magazin, dazu noch ein wenig Dressing, eine dünne Scheibe Vollkornbrot, eine klare Gemüsesuppe mit Einlage, einen Hauptgang und zwei Desserts, so kommt es auch darauf an, wie unsere Hormone arbeiten und ob sie es zustande bringen, die angelangte Nahrungslieferung vor dem Eintreffen der nächsten fachgerecht zu verstauen. Das ist von Mensch zu Mensch sehr individuell und manche sind »gute Verbrenner«. Leider aber immer nur die anderen.

Mahlzeit mit den Boten

Eine ganze Reihe von Hormonen hat einen Einfluss auf unsere Essgewohnheiten. An dieser Stelle sei nochmals ein kurzer Überblick erlaubt, denn das Thema Ernährung zählt neben Diät, Sex und Sex-Diät zu jenen Dingen, die die übersättigten Menschen dieser Welt am meisten interessieren. Durch das Verständnis der Zusammenhänge kann sich also nicht nur jeder Leser zusammenreimen, wo man ansetzen könnte, um sein Idealgewicht zu erreichen, sondern auch größere Gesprächsrunden mit dieser Thematik in Grund und Boden langweilen.

Diese Hormone kümmern sich um Ihr Essen

Insulin regelt den Blutzuckerspiegel und sorgt dafür, dass sich die Trümmer einer Kalorienbombe auf Muskel-, Fett- oder Leberzellen verteilen. Dazu muss man sagen, dass das Insulin denkt, die vorgesetzte Speise müsste dazu dienen, uns die kommenden Tage über Wasser zu halten. Es speichert also die energetischen Bestandteile in verschiedenen Organen, damit sie im Falle eines Energiemangels mal rasch, mal weniger rasch wieder zur Verfügung stehen. Dass der Mensch schon nach wenigen Stunden wieder Nachschub in sich reinschaufeln wird, begreift das Insulin bis heute nicht. Armes, einfältiges Hormon!

Daher hat die Idee durchaus etwas für sich, zwischen den Mahlzeiten auf Zwischenmahlzeiten zu verzichten, beziehungsweise auch zwischen den Zwischenmahlzeiten auf Zwischenmahlzeiten zu verzichten. Denn vor allem kohlehydratreiche Kost oder gezuckerte Getränke sorgen dafür, dass das Insulin immer wieder arbeiten muss. Eine dieser Arbeiten besteht darin, die Fettverbrennung zu hemmen. Tatsächlich kann der Körper mit vielen Dingen umgehen, übersteht auch längere Phasen der Entbehrung, so diese kein Dauerzustand sind, ohne bleibende Schäden. Womit er aber nicht umgehen kann, ist Überfluss. Dann kommt er auf dumme Gedanken.

Insulin wird oft als das »Dickmacher-Hormon« bezeichnet. Einer seiner Gegenspieler, der ebenfalls in den Inselzellen der Bauchspeicheldrüse produziert wird, ist das Glukagon.

Glukagon – wieder mal ein Kandidat für das Rennen um den Titel »Schlankmacher des Jahres«. Aber nur theoretisch. Seine Hauptaufgabe ist es, Energie rasch zur Verfügung zu stellen und den Glukosespiegel im Blut zu erhöhen. Der Zucker stammt einerseits aus den Glykogenspeichern der Leberzellen, andererseits aus dem Eiweiß in der Nahrung, aus dem das Hormon die Glukose macht. Im Bedarfsfall werden auch die Fettdepots geplündert. Was jedoch leider auch bedeutet, dass sich der Blutfettspiegel erhöht.

Um sein Glukagon aktiv zu erhöhen, könnte man sich daher mal ausgiebig bewegen. Denn dazu muss der Körper rasch Energie zur Verfügung stellen und das bewerkstelligt nun mal Glukagon. Man könnte sich auch in einen Stresszustand versetzen, was für viele Menschen einfacher ist, als Sport zu betreiben. Auch hier wird rasch Energie zur Verfügung gestellt, denn eigentlich sollte man in so einem Zustand ja weglaufen. Oder kämpfen. Oder sich zumindest tot stellen. Wie so oft denkt der Körper, wir leben noch in der Steinzeit. Doch wir sind bekanntlich schlauer als unser Körper und man kann sich genauso gut auf der Fernsehcouch stressen, so man den passenden Kanal einschaltet. Auch sehr proteinreiche Kost (wie sie etwa in Fitnesscentern in Form von großen teuren Töpfen mit muskulösen, leicht einfältig wirkenden Herren auf dem Etikett angeboten wird) aktiviert das Glukagon – oder gar keine Kost (wozu es sicher in einem Internet-Shop spezielle große teure leere Töpfe mit dem Konterfei von Mahatma Gandhi gibt).

Glukagon wird normalerweise dann ausgeschüttet, wenn der Insulinspiegel niedrig ist. Macht Sinn, alles andere würde bedeuten, wir würden gleichzeitig auf die Bremse und aufs Gaspedal steigen. Das Zusammenspiel von Glukagon und Insulin funktioniert im Normalfall recht gut und harmonisch. Doch wenn Zellen, die durch den pausenlosen Snack zwischendurch und den andauernd hohen Blutzuckerspiegel immer wieder vom Insulin aufgefordert werden, Zucker aufzunehmen, quasi gemästet werden, bis sie nicht mehr wollen oder nicht mehr können, dann ignorieren sie das Insulin. Sie werden zunehmend resistent und das Insulin klopft ungehört an die Türen der

Zellen, wie ein erfolgloser Staubsaugervertreter. So kann es dazu kommen, dass nach einem kohlehydratreichen Essen ein hoher Insulinspiegel bestehen bleibt. Damit wird auch das Glukagon gehemmt und es entsteht paradoxerweise eine reaktive Unterzuckerung, das bedeutet, der Blutzuckerspiegel ist trotz Mahlzeit zu niedrig.

Cortisol ist das Hormon, das unseren Körper im Rahmen einer Stresssituation stabilisiert. Es ist einer der wichtigsten Gegenspieler des Insulins. Und die unbedarfte Verabreichung einer Kortison-Spritze gegen Rheumaschmerzen hat schon so manchen Diabetiker in ungeahnte Blutzuckerhöhen getrieben.

Kommt der Mensch nicht zur Ruhe, ist ein erhöhter Cortisolspiegel also fast schon ein Dauerzustand, so nimmt er an Gewicht zu. Vor allem fördert Cortisol so die Bildung des »ungesunden« Bauchfetts. Allerdings tickt nicht jeder Mensch gleich und schlanke Personen, für die der chronische Stress zum erfüllten Leben gehört wie der Morgenkaffee, verlieren sogar noch ein paar Kilos, weil ihnen das Cortisol den Appetit verdirbt.

Schilddrüsenhormone: Ihr Stoffwechsel liegt in den Händen der kleinen Drüse an der Vorderseite des Halses. Grob gesagt bewirkt ein Zuviel an Schilddrüsenhormonen einen beschleunigten Stoffwechsel, man nimmt also ab. Bei einer Unterfunktion hingegen nimmt man zu. Man geht davon aus, dass bei rund einem Drittel aller Frauen ab dem 40. Lebensjahr zu wenig von diesen Botenstoffen produziert wird oder die Östrogene zusätzlich die Wirkung der Schilddrüsenhormone vermindern. Ein Verdacht, den viele Frauen bereits seit Langem gehegt haben: Das ganze Pilates-Zumba-Metabolic-Fastenjoghurt-Getue ist von vorneherein zum Scheitern verurteilt. Frei nach Schiller: Es kann die Frömmste nicht in Frieden leben, wenn es den bösen Hormonen nicht gefällt.

Östrogen modelliert den weiblichen Körper und benötigt dafür nicht zuletzt eine Menge, nun, nennen wir es Baumaterial. Es begünstigt also die Entstehung von Fettgewebe, leider auch des inneren Bauchfetts, das – man will es ja gar nicht oft genug hören – nicht so gesund sein soll. Dass man unter dem Einfluss dieses weiblichen Kardinalhormons zunimmt, wissen viele Frauen, die täglich eine entsprechende Pille zur Verhütung einwerfen. Obwohl man von so einem kleinen Ding weder satt wird noch viel davon isst, scheint die Waage oft anderer Meinung zu sein. Mit den Wechseljahren wähnt man sich sicher vor dem Einfluss des Östrogens auf die Kilos, da das weibliche Geschlechtshormon nun in geringerer Menge produziert wird. Da jedoch auch das Gelbkörperhormon Progesteron nach dem Wechsel weniger vorliegt, haben wir die Situation eines »relativen Östrogenüberschusses«, also ein Zuviel auf niedrigem Niveau, aber immerhin doch ein Zuviel, also eine Östrogen-Dominanz.

Auch Männer sind nicht vor der Wirkung der weiblichen Geschlechtshormone gefeit. Und damit ist nicht die soziale Wirkung der östrogenbeeinflussten Frauen auf Männer gemeint, sondern die Tatsache, dass Hormone auch unabhängig vom Geschlecht ihre Wirkungen entfalten können. Nicht ganz so gut, aber doch wahr. Östrogene lassen also auch bei Männern die Fettpolster und das Brustdrüsengewebe wachsen.

Wer nun den übermäßigen Bierkonsum als Grund dafür ins Rennen führt, liegt nicht ganz falsch. Und tatsächlich wirkt es, als ob so mancher männliche Oktoberfestbesucher ein ähnlich pralles Dekolleté hätte wie die Servierkräfte. Diese umgangssprachlich nicht sehr schmeichelhaft als »Bier-Titten« bezeichneten Veränderungen der männlichen Brust nennen die Fachleute »Gynäkomastie«. Sie wird immer wieder mit den im Hopfen enthaltenen pflanzlichen Wirkstoffen, den Phytoöstrogenen, in Zusammenhang gebracht. Östrogenfreies Bier für sensible Trinker wird es jedoch auch in Zukunft kaum geben, gebietet doch das Reinheitsgebot, nichts an der Grundrezeptur zu ändern.

Zudem bestreiten manche Experten den Zusammenhang zwischen den im Bier enthaltenen Hormonen und den Veränderungen des (männlichen) Körpers. Denn den oft damit vergesellschafteten Bierbauch kann man nicht nur auf die getrunkenen Östrogene zurückführen. Da braucht es schon auch noch ein paar zusätzliche Kalorien, also Schweinebraten, Weißwurst, Brezel, das Drei-Kilo-Lebkuchenherz, eben den kleinen Snack zum Getränk. Und Bier selbst hat auch ein wenig mehr Nährwert als Wasser. Im Falle des Bierbauchs können wir also die Schuld nicht allein den Hormonen in die Schuhe schieben.

Zu guter Letzt wären da schließlich noch die nicht ganz so prominenten Hormone, wie Leptin und Ghrelin, die sich in den letzten Jahren auf den Society-Seiten der Wellness-Magazine ihren Platz sichern konnten.

Leptin – das Sättigungshormon. Es wird von den Fettzellen gebildet und hemmt den Hunger. Menschen mit Übergewicht haben glücklicherweise höhere Leptinspiegel. Leider reagieren die Zielzellen jedoch nicht so drauf. Diese Leptinresistenz führt also zu Hunger trotz hohem Leptinspiegel.

Ghrelin – vor allem von der Magenschleimhaut produziert, wirkt es appetitfördernd. Es wird auch vermehrt ausgeschüttet, wenn man zu wenig schläft. Dass das nicht gesund ist, wissen wir ohnehin. Jetzt nehmen wir aber auch noch deswegen zu. Die Ironie der hormonellen Welt ist nur schwer zu begreifen.

Ghrelin gehört zu den gemeinen Hormonen. Damit sprechen wir jedoch nicht vom biologischen Begriff »gemein«, sondern von der ganz normalen Gemeinheit, im Sinne von fies. Das Hormon teilt dem Hirn mit, ob wir Appetit haben oder nicht. Das ist praktisch. Allerdings veranlasst es uns mitunter auch, Appetit zu entwickeln, obwohl wir satt sind. Und genau das ist gemein.

Zunehmen vom Anschauen der Torte

Laut der Deutschen Gesellschaft für Ernährung (DGE) steigt der Ghrelin-Spiegel vor dem Essen an und signalisiert dem Gehirn: »Treib Futter auf, ich habe Hunger!« Aber auch ohne die Deutsche Gesellschaft für Ernährung tut er das. Das ärgert die Gesellschaft. Und so hat sie Strategien vorgeschlagen, die helfen, das Ghrelin in Zaum zu halten: Muss der Körper hungern, so hat er eine negative Energiebilanz. Dadurch kommt es zu einem erhöhten Ghrelin-Spiegel. Hat der Körper alles, was er so braucht und noch einiges darüber hinaus, verhält es sich umgekehrt. Ghrelin regt aber nicht nur den Appetit an, sondern verhindert als Gegenspieler des Wachstumshormons auch den Fettabbau. Also ist man hungriger und nimmt weniger ab. Mehr kann man von einem Hormon echt nicht verlangen!

Vor allem bei kalorienreichem Essen dauert es lange, bis das Hormon wieder absinkt. Daher ist es normal, in einem Fast-Food-Restaurant nach dem Verzehr eines Super-Fuckin'-Big-Burgers vor lauter Hunger einen zweiten zu bestellen. Dass einem danach auch superfuckin'-übel ist, ist auch normal.

Darüber hinaus hat man auch gesehen, dass bei übergewichtigen Personen der Ghrelin-Spiegel nach dem Essen nicht absinkt. Das heißt, dem Körper wird wie bei einer defekten Tankuhr nicht angezeigt, dass er eigentlich schon satt ist. Die Tankuhr funktioniert zwar wieder, wenn das Gewicht wieder unten ist, bis dahin wird aber jahrelang aufgetankt, was die Zapfsäulen hergeben. Und das bei den heutigen Benzinpreisen!

Auch Stress treibt den Ghrelin-Spiegel nach oben. Das ist nicht sonderlich überraschend, doch nun erkennen wir die hormonelle Grundlage, warum wir bei psychischer Überlastung von der billigen Schokotafel bis hin zur Familien-Monatspackung an Kartoffelchips alles in uns reinstopfen, was nicht bei drei in der Lade ist. Vielleicht hat das früher mal einen Sinn gehabt, als man in der Steinzeit über noch keine so großen Kühlschränke verfügte wie heutzutage und man im Jagdrausch die Beute so rasch wie möglich verzehren musste, ohne dass einem das Sättigungsgefühl als Spaßbremse den Appetit verdarb. Heute gehen wir nicht einmal so richtig hungrig in den Supermarkt und fühlen uns erst dann satt, wenn die übervollen Tragetaschen leer gefuttert sind. Im Unterschied zu früher erlegen wir den nächsten Mammut aber nicht erst eine Woche später, sondern schießen uns bereits am nächsten Tag den nächsten Festtagsbraten aus dem Kühlregal. Und wie bei vielen anderen Mechanismen in unserem Körper ist auch der Stoffwechsel des Hormons Ghrelin noch nicht im 21. Jahrhundert angekommen.

Bereits wenn wir Essen sehen, ja an Essen auch nur denken oder gar das Wort »Essen« auf der Autobahnabfahrt in Nordrhein-Westfalen zu Gesicht bekommen, steigt der Ghrelin-Spiegel an. Am Münchner Max-Planck-Institut für Psychiatrie zeigte man Versuchspersonen Bilder von Speisen. Und obwohl sie bereits gegessen hatten und satt waren, konnte damit ihr Ghrelin im Blut gesteigert werden.

Es ist also nur eine Frage der Zeit, bis Warnungen, wie »Das Betrachten dieses Fotos könnte Hungergefühle auslösen«, auf den Verpackungen der Lebensmittel vorgeschrieben sind, bis in den USA eine

Klagewelle die Kalorien-Verführer zur Strecke bringen wird und der verlockende »Serviervorschlag« auf Pizzakartons durch den schlichten typographischen Aufdruck »Pizza, neutral und sachlich belegt« verdrängt wird.

So tricksen Sie Ihre Hormone aus

Interessant ist es nun zu erfahren, wie man den Ghrelin-Spiegel niedrig hält. Es muss doch, verdammt noch mal, irgendein Mittelchen geben, so eine Art Anti-Ghrelin, das man vor den Mahlzeiten einnimmt, um dann vornehm, unter Vorspiegelung buddhistischer Selbstbeherrschung auf die dritte Nachspeise zu verzichten. Erste Untersuchungen zur Blockierung des Hormons zeigen positive Ergebnisse auf Blutzucker und Gewicht. Aber es wird wohl noch viel Schokolade die Schlünde runterrutschen, bis man ein Anti-Ghrelin endlich als Zusatzstoff in Süßigkeiten hineinmengen wird können.

Wer aber den Wirkmechanismus von Ghrelin grundsätzlich verstanden hat, kann sein Leben so anpassen, dass er zumindest nicht mehr zunimmt, als er isst. Denn wir sind nicht nur begeisterte Nachtmenschen, die den gesunden Schlaf auf Kosten so wunderbarer Dinge wie Fernsehen und Saufen eintauschen, wir sind auch anfällig für schöne optische Reize. Besonders die von Speisen.

War früher kein Mammut als Beute in der Nähe, haben es unsere Vorfahren auch nicht gesehen. Ist heute keine Essenszeit, so sehen wir dennoch Bilder von Essen: In Zeitschriften, im Fernsehen, auf vorbeifahrenden Linienbussen, zur Not malen wir uns selber ein Bild von einer Tafel Schokolade oder glauben, in einer Schäfchenwolke ein Soufflé zu erkennen. Essen, das zwischen den Mahlzeiten zu sehen ist, führt zu mehr Appetit und damit zum Essen zwischen den Mahlzeiten.

Ob es nun die Bilder oder die hübsch drapierten Kekse auf dem Wohnzimmertisch sind, die schon etwas ältere Pralinenschachtel am Arbeitsplatz oder die durch die Hitze in der Zwischenablage unseres Autos bereits festgeklebten Bonbons: All das lässt unseren Ghrelin-Spiegel steigen, bis wir zugreifen. Die Dinge beiseitezuräumen, wäre schon der erste Schritt. Um eine Schokolade in der gut verschlossenen

Dose im Schrank im Nebenraum zu verputzen, benötigt man weitaus mehr Aufwand an Energie, als eine Schokoladentafel in den Mund zu stecken, die direkt vor einem liegt.

Neben dem Wegräumen von Leckereien sind guter und ausgiebiger Schlaf und kein Stress die anderen wirkungsvollen Methoden. Ist aber leichter gesagt als getan. Ja, und man könnte natürlich auch seinen Magen operieren lassen. Denn wie bereits erwähnt, wird das Hormon vor allem dort produziert. Aber von dieser doch eher radikalen Methode wollen wir mal absehen.

Zudem ist nicht nur Ghrelin für das Hungergefühl verantwortlich. Es ist zurzeit nur das hippste Hormon. Selbstverständlich haben auch die Klassiker, wie Insulin und das Cortisol, das gerne mal bei Stress Fett im Bauchraum anlagert, ein Wörtchen mitzureden, oder auch das Leptin. Da dieses appetithemmende Hormon im Schlaf vermehrt produziert wird, was sinnvoll scheint, um nicht nachts stündlich zum Kühlschrank zu pilgern, führt auch chronischer Schlafmangel längerfristig zu Übergewicht. Und natürlich sind da auch unsere Belohnungszentren im Gehirn, in denen all die Glückshormone herumschwirren, die sehr genau registrieren, welche Alltagssituationen mit Naschereien verknüpft werden können – um erst eine Gewohnheit, dann ein schönes Suchtverhalten aufzubauen. So lange, bis wir glauben, dass es die Pralinen danach sind, die den Sex so genussvoll machen. Appetit und Essen sind also weitaus komplexer als Mund auf, Speise rein, Mund zu. Und das ist auch gut so.

Hollywood-Diät & Co.

Mit dem Schwangerschaftshormon HCG soll sich prima abspecken lassen: Spritzt man es über den Zeitraum von vier bis acht Wochen, macht es den Körper glauben, schwanger zu sein, und knabbert die Fettreserven an, heißt es. Klingt paradox, denn die Kuchenmengen, die so manche Schwangere verdrücken, müssen erst mal gebacken werden. Angeblich funktioniert die HCG-Spritze tatsächlich – wenn sie mit einer 500-Kilokalorien-Diät kombiniert wird. Toll. Wenn ich Nägelkauen mit 500-Kilokalorien-Diät verbinde, nehme ich auch ab. (Und wer während der Kur einen Schwangerschaftstest macht, dem ist nicht zu helfen.)

Auch die Schilddrüsenhormone wirken auf den Stoffwechsel. Eine vermehrte Gabe dieser Hormone kann den Verbrauch an Kalorien steigern. Ein Zuviel an Schilddrüsenhormon kann allerdings bekanntlich noch so einiges andere steigern, den Herzschlag zum Beispiel. Wer also gerne Herzrhythmusstörungen, Schwitzen oder Durchfall zur Diät serviert bekommen möchte, kann's mal mit dieser Methode ausprobieren.

Lohnenswert ist der Versuch, sich zumindest eine Zeit lang vom Kühlschrank fernzuhalten. Muss ja nicht gleich eine 40-Tage-Fastenkur draus werden. Für den Anfang könnte man mal mit fünf Stunden Nahrungskarenz beginnen. Eine Zeit, die man zwischen den Mahlzeiten verstreichen lässt, die Hormone ihre Aufräumarbeit machen lässt, ohne den Körper weiter zu beliefern – ohne den gesunden Apfel dazwischen, versteht sich. Diese Zeit kann für den zivilisierten Mitteleuropäer unendlich lange sein. Genießen Sie sie!

Von großen und nicht ganz so großen Menschen

Wachstumshormone

Wenn Sie als junger Mann mit 165 Zentimetern Körpergröße aufhören zu wachsen, so gelten Sie hierzulande als »klein«. In Indonesien würden Sie mit so einer Größe hingegen kaum auffallen. Die Durchschnittsgröße von Männern liegt dort etwa bei 160 Zentimetern. Und unter den Hollywood-Stars würden Sie fast schon zu den Riesen zählen.

Als einer der prominentesten Vertreter kleiner Menschen gilt nach wie vor Napoleon Bonaparte. Das ist amüsant, denn er war gar nicht klein. Zumindest für damalige Verhältnisse lag er mit seinen 1,68 Meter im guten Durchschnitt. Aber deswegen müssen wir unsere Meinung über den Größenwahn kleiner Feldherren nicht ändern.

Hierzulande beträgt der Normalbereich 1,52 bis 1,74 Meter bei Frauen und 1,66 bis 1,92 Meter bei Männern. Wie groß man wird, hängt von verschiedenen Faktoren ab und – wir ahnen es schon: Auch bei der Körpergröße reden die Hormone wieder mal ein gehöriges Wörtchen mit.

Panische Eltern

Es gehört zum Elterndasein dazu, dass man wild gestikulierend und völlig hysterisch um ein mutmaßlich krankes Kind herumhüpft. Vielen täte ein wenig Gelassenheit im Umgang mit kleinen Normabweichungen gut. Das entspannt auch die Kinder. Und die Ärzte.

Ein bekannter Panikauslöser ist die Sorge, das Kind könnte bereits mit drei Jahren zu wachsen aufhören. Immerhin ist Leonie, die doch um gut drei Monate jünger ist, bereits um einen halben Kopf größer.

Und das Kind isst ja so wenig. Wahrscheinlich hat es nicht genug Vitamine bekommen oder Mutterliebe oder diese kleinen Joghurtdrinks, die ewiges Wachstum versprechen.

Schwarz auf Weißlack prangen die mit ängstlich-zittrigen Fingern angebrachten Bleistiftmarkierungen auf der Messskala des Kinderzimmertürrahmens – sie zeigen eindeutig den mangelhaften Längenfortschritt auf und stimmen pessimistisch.

Das Leben des Nachwuchses zieht vor dem bangen inneren elterlichen Auge ab: Wie wird das wohl werden? Mit so einer Größe? Oder sollte man sagen: so einer Kleine? In der Schule gehänselt, zu kurz, um Model, Stewardess oder Basketballstar zu werden, ja nicht einmal die Halteschlaufen der öffentlichen Verkehrsmittel kann es erreichen. Ganz zu schweigen von den schwindenden Chancen am Heiratsmarkt der Hünen. Spätestens jetzt ist Panik angesagt. Man muss in die Klinik und dem Kind mit diesen Wachstumshormonen, von denen alle sprechen, zu einer halbwegs lebenswerten Zukunft verhelfen.

In die Ambulanz von Gabriele Häusler kommen viele Eltern mit diesem Anliegen. Die Kinderhormonspezialistin arbeitet am Wiener Allgemeinen Krankenhaus und hat vor allem die Aufgabe, aufgebrachte Eltern zu beruhigen. Denn etwa 95 Prozent der Kinder gelten als »normal groß«. Und da wir es mit einer statistischen Normalverteilung zu tun haben, gibt es nach oben und unten Spielraum, in dem sich die kleineren und die größeren Artgenossen tummeln. Was noch lange nicht bedeutet, dass da was nicht stimmt. Durchschnittlich in nur einem von 4000 Fällen handelt es sich um eine tatsächlich behandlungsbedürftige Wachstumsstörung. Also: Keine Panik, krankhafte Wachstumsstörungen sind äußerst selten und die Chancen am Arbeits- oder Heiratsmarkt sind für kleinere Personen nachweislich nicht schlechter.

Meist geht die Sprechstunde so aus: Die Eltern lauschen geduldig den Ausführungen des Arztes, der beruhigend davon spricht, dass die Abweichung ihres Kindes bei der Größe durchaus normal sei und daher kein Grund zur Sorge bestehe. Ist er fertig mit der Elternberuhigung, haken die Erziehungsberechtigten nach: »Ja, aber was müssen wir tun, damit unser Kind so groß wird wie Leonie?« Der Arzt weiß nun, dass er die letzte halbe Stunde besser in ein gutes Kreuzworträtsel investiert hätte.

Was uns wachsen lässt

Den stärksten Einfluss auf unsere Größe haben naturgemäß die direkten Vorfahren. Es sind die Gene, die hier durchschlagen, und die Kinder kommen meist ganz nach ihren Eltern. Die Faustregel lautet: Vatergröße plus Muttergröße durch zwei, plus 6,5 Zentimeter bei Buben und minus 6,5 Zentimeter bei Mädchen. Dass die Menschheit generell immer größer wird, ist all jenen bewusst, die sich beim Besuch des Heimatmuseums regelmäßig den Kopf an den originalgetreuen Türstöcken von 1820 stoßen. Doch der Zenit scheint überwunden zu sein, die neue Generation wird im Schnitt heute kaum mehr größer als ihre Vorfahren. Wahrscheinlich hat die Evolution begriffen, dass es Menschen nicht gut tut, sich pausenlos den Kopf an Türstöcken zu stoßen. Oder die Natur gibt sich gegenüber den Fluggesellschaften geschlagen, die einen längeren Atem haben und stur die Sitzreihen in den Maschinen immer enger hintereinanderschrauben.

Natürlich gibt es zudem andere Faktoren, die das Wachstum beeinflussen: Chronische Unterernährung zum Beispiel hemmt das Wachstum ebenso wie Erkrankungen oder auch soziale oder psychische Einflüsse. Das heißt: Wer seine Kinder an den Ohren zieht, um sie groß zu machen, erreicht nur das Gegenteil und hält sie klein. In jeder Hinsicht.

Aufseiten der Hormone sind diese für das Wachstum verantwortlich: die Schilddrüsenhormone und die Wachstumsfaktoren, wie das Wachstumshormon (somatotropes Hormon STH), der insulinähnliche Wachstumsfaktor 1 (IGF-1) und dessen Bindungsprotein (IGFBP-3). Lassen Sie sich von meinem hormonellen Name-Dropping nicht verwirren – wichtig ist zu wissen, dass es weit mehr als nur ein einzelnes Hormon gibt, das für unsere Körpergröße zuständig ist.

Kinder, die an einer Unterfunktion der Schilddrüse leiden oder einen Wachstumshormonmangel aufweisen, können tatsächlich kleiner bleiben als ihre Altersgenossen. Auch die vermehrte Ausschüttung des Stresshormons Cortisol (beziehungsweise eine länger dauernde Behandlung mit Steroiden) kann zu einem verzögerten Wachstum führen. Gerade in der sensiblen Phase des Heranwachsens wollen die Hormone ungestört arbeiten. Deshalb lässt man auch Pubertierende besser in Ruhe, wenn sie mit Kopfhörerstöpseln im Ohr musikalisch völlig zugedröhnt auf ihrem Handy herumdrücken – dann kann man ihnen nämlich von der Ferne aus völlig verzückt beim Wachsen zusehen.

Wachstum in der Pubertät

In den Armen und den Beinen haben wir lange Röhrenknochen. Damit sie länger werden können, verfügen sie über Wachstumsfugen, die bis zur Geschlechtsreife »offen« bleiben, wie eine noch nicht festgezogene Schelle die Möglichkeit zur Bewegung gibt. Rund drei Jahre nach Beginn der Pubertät und unter dem Einfluss der Geschlechtshormone schließen sich die Wachstumsfugen. Damit ist das Längenwachstum abgeschlossen. Für diejenigen, die bereits in der Grundschule mit Oberlippenbärtchen ihren Klassenkameraden um Entwicklungssprünge voraus waren, könnte der Testosteronschuss daher mitunter nach hinten losgehen, wenn die Hormone die Wachstumsfugen frühzeitig verschließen.

Kleiner Mann, ganz groß

Der aus Argentinien stammende Weltfußballer Lionel Andrés Messi litt bekanntlich an einer seltenen Wachstumsstörung. Ein argentinischer Arzt stellte fest, dass die Drüsen des damals zehnjährigen und nur 1,27 Meter kleinen Lionel nicht genug vom Wachstumshormon Somatotropin herstellten. Die sehr teure Behandlung mit Hormonen wurde mit 13 Jahren und rund 1,40 Meter Körpergröße eingeleitet; der spanische Club FC Barcelona übernahm die kolportierten Therapiekosten von 125 000 Euro. Das war ein netter und vorausschauender Zug des Vereins, denn heute ist der mittlerweile 1,69 Meter große Ausnahmekicker am Transfermarkt rund 120 Millionen Euro wert. Eine Win-win-Situation. Nicht jedoch für die argentinischen Ärzte, die nach Bekanntwerden der Lebensgeschichte Messis einen Ansturm von hoffnungsfrohen Eltern mit ihren nur mutmaßlich kleinwüchsigen Nachkommen abzuwehren hatten. Das Wundermittel Wachstumshormon sollte ihre Kinder groß und stark werden lassen. Oder zumindest zum FC Barcelona bringen.

Nachhelfen mit Wachstumshormonen

Ein tatsächlicher Mangel an Wachstumshormonen kann nur durch aufwendige Laborbefunde und genaue Begutachtung des Falles durch einen Endokrinologen bestimmt werden. Oder Sie füllen im Internet auf einschlägig-dubiosen Seiten einen kurzen Online-Fragebogen aus. Egal, was Sie dort angeben werden: Es wird Ihnen empfohlen werden, ein Präparat zu bestellen.

Doch mit Wachstumshormonen spielt man nicht. Das hat uns unsere Omi schon gesagt. Immerhin sind die Präparate sehr teuer und müssen täglich (meist über eine Injektion mithilfe eines Pens, die die Kinder selbst verabreichen können) dem Körper zugeführt werden. Das Hormon wirkt über den insulinähnlichen Wachstumsfaktor (IGF); es führt in der Leber, im Muskel und in den Knochen zu einer vermehrten Aufnahme von Aminosäuren, also den Eiweißvorstufen. Der Knochenaufbau wird beschleunigt, die Muskeln wachsen und damit auch das Ego der jungen Patienten, das der Eltern und selbstverständlich das des Arztes. Also ein Wachstumshormon für alle.

Seit den späten 1950er-Jahren wird menschliches Wachstumshormon in der Therapie eingesetzt. Stammte es früher noch aus der Hirnanhangsdrüse von Verstorbenen, wird es heute rekombinant hergestellt. Dabei wird das Hormon von gentechnisch veränderten Bakterien produziert. Beide Varianten klingen etwas gruselig, die neue Methode ist jedoch weitaus sicherer für die Patienten.

In Europa ist sehr genau geregelt, wann ein solches Medikament, das nicht frei von Nebenwirkungen ist, gegeben werden kann: Es ist zulässig bei hypophysärem Minderwuchs (bedingt durch die Hirnanhangsdrüse), renalem Minderwuchs (bedingt durch die Niere) oder einigen Erbkrankheiten.

Die Anwendung bei kleinwüchsigen präpubertären SGA-Kindern (Small for Gestational Age) ist in Europa seit 2003 erlaubt. Bei den so diagnostizierten Kindern handelt es sich meist um untergewichtige, zu kleine Neugeborene. Kinder dürfen jedoch erst ab dem vollendeten vierten Lebensjahr behandelt werden, da viele in den ersten Lebensjahren noch »aufholen«. Also Kinder, beeilt euch, sonst setzt es eine Spritze! Denn die Panik der Eltern greift mitunter auf die Ärzte über und dann wird das Wachstumshormon ausgepackt. Bis zum Eintreten der Pubertät, denn ab dann wird die Gabe von Wachstumshormonen nicht mehr empfohlen.

Im selben Jahr, 2003, kam man in den USA auf die prächtige und geschäftsträchtige Idee, die Indikationsliste für Kinder um die Kategorie »idiopathic short stature« (Kleinwuchs ohne bekannte Ursache) zu erweitern. Damit wurde das Wachstumshormon erstmals zur Therapie eines »nichtpathologischen« Kleinwuchses zugelassen. Als zu klein empfundene Kinder werden also »groß gespritzt«. Vielleicht dürfen künftig etwas kleinere Menschen ihre Kinderärzte verklagen, die eine Behandlung versäumt haben. Gefahr geht hier vor allem von kleinen Anwälten aus.

In Europa wird das Großspritzen von kleinen Kindern, bei denen es keine pathologische Ursache gibt, kontrovers diskutiert. Eine Therapie gesunder Personen nach Lust und Laune passt nicht so recht ins EU-Konzept.

Im Übrigen werden Eltern, die ihren Kindern Möglichkeiten geben, zu wachsen, auch große Kinder bekommen. Und dann ist die Körperlänge auch Nebensache.

Haut und Haar

Schöne Haut mit Hormonen

Sofern wir unsere hormonellen psychischen Eskapaden nicht jedem gleich auf dem Silbertablett präsentieren, ist es die Haut, die den anderen Aufschluss über unseren hormonellen Zustand gibt. Die Haut ist unser größtes Organ. Vor allem ist es unser sichtbarstes Organ. Das führt bei vielen Menschen zur Unzufriedenheit. Wüssten sie jedoch, wie ihre Leber aussieht, so wären die meisten recht zufrieden mit ihrer Haut.

Obwohl es heute viele Männer gibt, die mehr Zeit im Bad verbringen als ihre Partnerinnen, wird der Volkssport »Haut-Doping« doch eher von den Frauen betrieben. Sogar Männer wissen aus dem Werbefernsehen, dass die zarte weibliche Haut Feuchtigkeit braucht, viel Schlaf und Regeneration, Liebe und Zuneigung (ach nein, das war die Werbung für das Hundefutter), Antioxidantien und Vitamine sowie irgendeinen Komplex in einer Wundercreme, die sich nicht nur diese bekannte Schauspielerin ins Gesicht schmiert, sondern neuerdings auch ihr männlicher Schauspielkollege.

Wenn es um die Beschaffenheit der Haut geht, spielen Hormone eine ganz wesentliche Rolle. Sie zeichnen für die Pickel von Teenagern und Bodybuildern verantwortlich, mischen beim Haarausfall am Haupt und beim Haareinfall am Rest des Körpers mit und führen zur unbeliebten Erscheinung der Cellulite (die man über Jahre fälschlicherweise als Cellulitis bezeichnet hat), also der Orangenhaut (die ja auch nicht Orangenhautitis heißt).

Eine Haut wie Orangen

Frauen brauchen Reserven, um die Mühen einer Schwangerschaft zu überstehen, und haben auch deshalb im Durchschnitt einen höheren Körperfettanteil als Männer. Im Durchschnitt wohlgemerkt, denn beim Vergleich eines mageren essgestörten Gucci-Models mit einem mehr als wohlbeleibten Durchschnittsmann mit Essstörungen sieht die Sache etwas anders aus.

Doch speziell rund um die Hüften unterscheiden sich die Geschlechter in Bezug auf das Fettgewebe. Schuld sind die Hormone, beeinflussen sie doch die Struktur des Tragegerüsts der Fettzellen. Genauer gesagt ist es das Östrogen, das bestimmt, welche Form das Netz hat, in dem die einzelnen Zellen liegen. Beim Mann sind es feste und vor allem sehr engmaschige Kollagenfasern, bei den Frauen sind die Fettzellen in kleine Säcke zusammengefasst. Die Bindegewebsfasern liegen bei Frauen nicht überkreuzt und damit vernetzt, sondern parallel und somit nur lose nebeneinander. Diese Struktur kann sich an der Hautoberfläche als Cellulite zeigen, wenn sich die Fettzellen durch die parallel verlaufenden Fasern durchdrücken. Der Volksmund sagt zu diesem Phänomen übrigens auch »Dermopanniculosis deformans«.

Von den meisten Menschen (außer Schönheitschirurgen und Herausgebern von Beauty-Zeitschriften) verpönt und gefürchtet, sind die eingedellten Hautstellen an Gesäß und Oberschenkel letztlich auf die höhere Dehnbarkeit weiblicher Bindegewebsfasern zurückzuführen. Das ist gut für eine Schwangerschaft. Um es positiv zu formulieren. Und damit ist das auch der Grund, warum sich eher Frauen mit Cellulite herumschlagen müssen. Nur einer von hundert Männern ist von der Orangenhaut betroffen. Frauen müssen sich also auch deshalb eher mit Geburten herumschlagen, weil die Männer nicht flexibel genug sind.

Begünstigt wird die Bildung der Orangenhaut durch einen Überschuss an Östrogenen im Gewebe, oder besser gesagt ein Fehlen an männlichen Hormonen. Da auch die Fettzellen Östrogen produzieren, hat der weibliche Körper allerdings kein großes Interesse, auf diese wichtigen Produktionsstätten zu verzichten. Er möchte, dass sie bleiben. Und damit auch die Cellulite. Antibabypillen mit hohem Östrogengehalt können Cellulite daher noch verstärken.

Die Kosmetikindustrie kann die armen Frauen nicht leiden sehen und entwickelt Cellulite-Cremes auch auf Hormonbasis. Sie enthalten männliche Hormone, also Androgene, die ein Gegengewicht zum Östrogen bilden und zu einer Stabilisierung des Bindegewebes führen sollen. Es helfen aber auch andere Methoden kaum, wie etwa Ultraschall, Lymphdrainage oder ein Chirurg (»Sparen Sie bis zu 70 Prozent in unseren rumänischen Schönheitskliniken!«). In vielen Fällen bleibt die Orange eine Orange.

Licht und Schatten

Hormonelles Frühlingserwachen

Woher wissen Hoden und Eierstöcke, dass Frühling ist? Sie kommen doch so selten raus! Die Drüsen bekommen die Informationen aus darüberliegenden Systemen im Körper, die wiederum auf direkten Input aus der Umwelt angewiesen sind: den strahlend blauen Himmel (Auge), die ersten wärmenden Sonnenstrahlen (Haut), das fröhliche Läuten der Kohlmeise (Ohren), den Duft von frisch geteerten Straßen als Zeichen der wieder eröffneten Baustellensaison (Nase). Kommt dann noch die haptische Wahrnehmung eines Wühltischs vom Winterschlussverkauf und der Anblick eines anziehenden Körpers des wahlweise anderen oder gleichen Geschlechts hinzu, werden Millionen von Vorgängen im Körper in Gang gesetzt, die wir zusammengefasst landläufig »Frühlingsgefühle« nennen.

Die Sinneswahrnehmungen werden im Gehirn verarbeitet, über die Hirnanhangsdrüse die steuernden Hormone freigesetzt, die wiederum die Geschlechtsdrüsen anregen, vermehrt Hormone zu bilden. Dies wiederum steuert die Empfindlichkeit des Gehirns, sodass sich eine Rückkoppelungsschleife bildet. All das klingt dermaßen chemisch und unerotisch, dass wir uns fragen: Sind wir nur das Ergebnis molekularer Vorgänge oder doch beseelte Lichtgestalten, denen einfach im Frühling die Geilheit ins Gesicht geschrieben ist?

Erotisiert, aber unglücklich

Der deutsche Hormonmediziner Helmut Schatz hat es wunderschön auf den Punkt gebracht: »Im Frühling erwacht die Natur. Der Mensch ist Teil der Natur. Also erwacht auch er.« Dieser Logik-Dreisatz klingt einleuchtend, klammert jedoch all jene Menschen aus, die nicht Teil der Natur, sondern Teil des städtischen Großraumbüros sind. Und der erwacht nicht im Frühling, sondern Montag- bis Freitagmorgen, unabhängig von der Jahreszeit.

Helmut Schatz räumt aber gleich mit einem Vorurteil auf, das um die Frühlingsgefühle rankt: »Es sind nicht die Sexualhormone!« Denn bei den Männern besteht das Maximum des Testosteronspiegels nicht im Frühling, sondern erst Anfang des Sommers, ein kleiner feiner, aber anscheinend dann doch bedeutender Unterschied in der wissenschaftlichen Praxis rund um die Frühlingsgefühle. Und bei den Frauen? Die meisten nehmen die Pille und stehen damit permanent unter künstlicher Hormonberauschung. Auf ihre Sexualhormone hat der Frühling deshalb keine Auswirkung.

Es sind also nicht die Sexualhormone, aber dennoch Hormone, die für Frühlingsgefühle sorgen, sagt Schatz: Über die Zirbeldrüse werde nach dem Winter wieder vermehrt Licht registriert, die Ausschüttung des Müdemachers Melatonin unterdrückt und die »Glückshormone« Serotonin und Dopamin werden gefördert.

Das Gegenteil: die Winterdepression

Wenn nach dem Sommer die Tage kürzer werden und die Frühjahrsmüdigkeit nahtlos in die Herbstdepression übergeht, kann man erahnen, wie wichtig das Licht für den Menschen ist.

Bereits in der Antike wurde der Einfluss der Jahreszeiten auf das körperliche und seelische Wohlbefinden der Menschen beschrieben. Die alten Griechen waren aber doch weitaus häufiger an der frischen Luft und in der Natur als die neuen Mitteleuropäer. Sogar noch mehr als die neuen Griechen, die sich vor Gram über die Schuldenkrise eher dem Licht des Flachbildfernsehers hingeben als der Sonne über dem Peloponnes.

Aus alten bäuerlichen Schilderungen wissen wir, dass die Menschen früher in der warmen Jahreszeit auf dem Feld gearbeitet, in der dunklen Jahreshälfte jedoch einige Gänge zurückgeschaltet und sich in den warmen Stuben erholt haben. Mit dem Eintritt in das Industriezeitalter begann der Mensch, in der Produktivität jedoch nicht mehr zwischen Herbst/Winter oder Frühjahr/Sommer zu unterscheiden. Die Maschinen laufen das ganze Jahr und der Konsument, der sein neues Smartphone im Februar haben möchte, schert sich einen Dreck um die Sonnenbestrahlung der chinesischen Arbeiter. Der Konsument kennt es nicht anders aus seiner Welt: Schließlich kümmert sich sein Chef auch nicht um ihn.

Ich würde nicht die Hand ins Feuer dafür legen, dass hierzulande die Bauern prinzipiell glücklicher waren, als die Smartphone-Besitzer es heute sind. Aber zumindest einen kleinen Finger. Wir ignorieren unsere Natur, die uns an trüben Tagen leise und sanft ins Ohr flüstert: »Scheiß auf die Arbeit!«

Dabei scheint eine Winterdepression nicht allein durch die Jahreszeiten bedingt zu sein, sondern hängt in erster Linie mit einem generellen Mangel an Licht zusammen. Wer in einem klimatisierten Büro ohne Tageslicht arbeiten muss, kann auch im Sommer unter einer Winterdepression leiden.

Licht und Hormone

Die Herbst-/Winterdepression (auch SAD, »Seasonal Affective Disorder« genannt) ist im Prinzip das Gegenteil von diesem Musikvideo aus den 1980er-Jahren, in dem gut gelaunte Menschen mitten im Winter eine Schneeballschlacht machen und fröhlich lachen, obwohl ihnen George Michael »Last Christmas« ins Ohr singt. Bei jedem Fünften verursacht das mangelnde Licht eine triste Stimmung, für rund fünf Prozent der Bevölkerung nimmt diese allerdings ein so starkes Ausmaß an, dass die Betroffenen nahezu handlungsunfähig werden.

Ein Forscherteam der Medizinischen Universität Wien hat einen wichtigen biologischen Faktor gefunden. Schlüsselrolle spielt dabei der Serotonin-1A-Rezeptor. Er dient als Andockstelle für das Glückshormon Serotonin an die Nervenzelle – und er funktioniert bei mangelndem Licht wesentlich schlechter. Von einer normalen »Wald- und Wiesen-Depression« unterscheidet sich eine saisonal abhängige Depression dadurch, dass der Schlaf nicht gestört ist, die Betroffenen sogar weitaus mehr schlafen als andere. Dazu kommt oft ein immenser Heißhunger nach Kohlehydraten – nach Süßem! Der Körper versucht also auf Biegen und Brechen doch noch zu seinem geliebten Serotonin zu kommen.

Plus lucis!

»Plus lucis!«, »Mehr Licht!« waren angeblich Goethes letzte Worte. Als Arzt im Nebenerwerb hatte er wohl um die Wirkung von Licht auf die Psyche gewusst. Und wenn die zivilisationsgestörten Menschen schon nicht zum Licht kommen, dann muss das Licht zu den Menschen kommen. Wir sind heute auf eine Sonne, die sich in den Städten und den Büroräumlichkeiten nicht zeigen mag, nicht angewiesen. Lichttherapiegeräte mit mehreren Leuchtstoffröhren und einer Stärke von mindestens 2500 Lux sind heute im gut sortierten Fachhandel zu erwerben und können im Wohnzimmer oder auf dem Schreibtisch platziert werden. Das Licht wirkt über die Netzhaut und einen gesonderten Nervenfaserzug zum Hypothalamus in jenen Regionen im Gehirn, wo Stimmung und Antrieb reguliert werden. Darüber hinaus haben wir heute geile Tabletten, die das Serotonin schon drin haben, ohne Umweg über das Tageslicht.

Man kann in der kalten Jahreszeit aber auch ins Freie gehen, im Winter in den Himmel schauen und einfach so Licht konsumieren. Das wäre aber absurd.

Gute Nacht mit Hormonen

Man sollte meinen, dass die Nacht zum Schlafen da ist. Doch davon scheinen einige nichts wissen zu wollen: weder der Nachbar, der um 3 Uhr morgens durch die dünnen Wände deutlich hörbar fluchend sein Ikea-Regal zusammenschraubt, noch das Mobiltelefon, das beschließt, mitten in der Tiefschlafphase im Minutentakt einen markerschütternden Warnton von sich zu geben, um anzuzeigen, dass es morgens an die Steckdose möchte – noch die Hormone. Sie nutzen die körperliche Ruhe, um ungestört zu arbeiten.

Im Gegensatz zu Delfinen, bei denen stets eine Gehirnhälfte wach bleibt, während die andere schläft, schlafen wir Menschen in der Regel mit beiden Hälften. Daher können wir während des Schlafes weder fernsehen noch tiefgründige Gespräche mit dem Partner über die möglichen Ereignisse der kommenden zwei Dekaden führen, noch

Hunderte Kilometer weit schwimmen, ohne irgendwo anzustoßen, so wie die Delfine.

Bei uns schaltet sich der Sympathikus ab, also der aktivierende Teil des vegetativen Nervensystems, und übergibt dem Parasympathikus, dem gemütlichen Kumpel und Nachtwächter unseres Körpers, das Steuer. Wir begeben uns in den energiesparenden Stand-by-Modus, der Pulsschlag und die Atmung verlangsamen sich, Körpertemperatur und Blutdruck sinken ab. Die Hormone haben nur darauf gewartet, nicht mehr durch das lästige Bewusstsein in ihrer Arbeit gestört zu werden und beginnen nun ihr Nachtwerk.

Melatonin – der Schwarzarbeiter

Zur Verordnung der Nachtruhe ist das Melatonin federführend. Und kaum ein anderes Hormon zickt derart herum, wenn es um eine schlafgerechte Umgebung geht. »Licht aus!«, ist die Devise des Melatonin. Und wenn das, etwa durch Reisen mit Zeitverschiebung, nicht möglich ist, schreit es weiter »Licht aus, verdammt noch mal!!« und rächt sich später mit einem brutalen Jetlag.

Melatonin wird aus dem Glücksboten Serotonin gebildet, ist also so etwas wie der Benjamin (»Sohn des Glücks«) der Hormone. Hat man tagsüber viel Glück empfunden, so kann man daher auch nachts gut schlafen.

Melatonin stammt aus der altbekannten Zirbeldrüse: ein Organ, etwa so groß wie eine Erbse und im Zwischenhirn beheimatet, eine Immobilie in bester zentraler Lage und mit quasi fast unverbautem Blick auf das einfallende Licht. Konkret über das Fenster des Nucleus suprachiasmaticus, einem Teil des Hypothalamus, der direkt über der Kreuzung der beiden Sehnerven liegt und die Helligkeit registriert. Kein Wunder, dass hier der Schlaf-wach-Rhythmus gesteuert wird. Von hier aus lässt sich gut den anderen Zellen, die im Backoffice meist ohne Fenster und damit ahnungslos im Hinblick auf die Tageszeit arbeiten, weitergeben, wann es Zeit zum Schlafen ist.

Der amerikanische Hautarzt Aaron Lerner beschrieb in den 1950er-Jahren erstmals die chemische Struktur von Melatonin. Und da Herrn Lerner die Substanz anscheinend auf Anhieb gut gefiel, kostete er davon gleich einmal und wurde müde. Natürlich wäre ihm das bei ein paar Bier auch gelungen, nicht jedoch bei 100 Milligramm, so viel nahm er zu sich.

Melatonin gibt das Signal zum Einschlafen und reagiert sauer, wenn sich der Körper, trotz Einbruch der Nacht, weigert, sich zur Ruhe zu betten. Das Hormon, das lange vor dem elektrischen Licht und den Flugzeugen erfunden wurde, sieht sich heutzutage einer überaus feindlichen Umgebung ausgesetzt zwischen »Late-Night-Shopping« und »Zeitzonen-Crossing«. Das schlägt aufs Gemüt, denn der Körper braucht die Phasen der Erholung. Wie jedes nachtaktive Wesen scheut Melatonin das Licht. Bei Tagesanbruch ist der Zauber der Regeneration dann wieder vorbei.

Fit für die Nachtschicht

Das Licht wird vom Auge über zwei unabhängige Sehbahnen weitergeleitet: Die erste, die optische Bahn, endet in der Sehrinde des Gehirns. Die zweite Bahn leitet die Lichtinformation zur Zirbeldrüse, die wie gesagt den Müdemacher Melatonin produziert. Neben dem Schlaf-wach-Rhythmus beeinflusst Melatonin auch die Ausschüttung der Hormone der anderen endokrinen Drüsen: zum Beispiel der Nebenniere, die die Stresshormone bilden, oder auch der Geschlechtsdrüsen. Selbst das Licht, das durch die Haut eindringt, kann eine hormonelle Reaktion auslösen. Die für die heutige Zeit typische mangelnde Helligkeit hat also eine stärkere Auswirkung auf unseren Körper als der Umstand, dass wir heute öfter gegen den Türrahmen laufen.

Nachtschichtarbeitern wird empfohlen, in der ersten Nachthälfte in hellem Licht zu arbeiten (was die Müdigkeit nach hinten verschiebt) und die Beleuchtung nach Mitternacht zu dimmen (sodass man in der Früh müde ist). Dazu muss man aber auch vor oder im Morgengrauen zu Hause sein. Sonst ist der Effekt futsch.

So macht auch die rasante Zunahme an LED-Monitoren in unserer Mediengesellschaft müde Menschen wieder wach. Vielleicht starren auch deshalb so viele Zeitgenossen bereits morgens vor dem Zähneputzen in ihr Smartphone: um wach zu werden. Vor allem Lichtquellen mit hohen Blauanteilen, wie man sie bei Monitoren beziehungsweise Bildschirmen hat, gaukeln der Netzhaut vor, dass man in den Taghimmel blickt.

Wer sich jedoch abends nicht vom Monitor lösen kann, dem wird das Melatonin gehörig den Marsch blasen und ihn mit einem völlig verqueren Schlaf-Rhythmus bestrafen.

Anscheinend kommen Menschen mit Dauerlicht überhaupt nicht gut zurande. In Grönland, so könnte man annehmen, reibt sich die Psyche an den kalten und rund um die Uhr dunklen Wintermonaten besonders auf. Dennoch hat eine Studie vom Karolinska-Institut in Stockholm ergeben, dass die ohnedies schon recht hohe Suizidrate im Norden Grönlands im Sommer ihr Maximum erreicht. Nicht der einzige Grund, aber der Zusammenhang eines geringeren Melatonin- und Serotoninspiegels, gepaart mit Schlaflosigkeit und erhöhter Erregbarkeit, scheint gegeben zu sein. Die grönländische Mordrate zeigt übrigens keine jahreszeitlichen Schwankungen, Urlauber also können ohne Bedenken zu jeder Jahreszeit ins Eis fahren.

Melatonin als Medikament

Doch Melatonin kann mehr, als nur die Rolle des Sandmännchens zu übernehmen. Es ist selbst imstande, schädliche Radikale in den Zellen zu bekämpfen. Radikale können nicht nur in der Politik oder im Fansektor des Fußballclubs für Unmut sorgen, sondern auch die Zellen nachhaltig ruinieren. Ob es sich bei den toxischen Substanzen im Körper um Rechts- oder Linksradikale handelt, ist bislang noch nicht bekannt. Sie tun uns auf jeden Fall nicht gut. Denn sie lassen uns oxidieren, also verrosten.

Melatonin wirkt diesem Prozess entgegen, es ist ein starkes Antioxidans. Jenes Wort, das wir auf Lebensmittelpackungen oft zu lesen bekommen, wenn wir etwa ein »Anti-Aging-Ketchup« oder eine Tiefkühlpizza mit viel Tomatensauce kaufen. Schließlich hat auch das Lycopin aus der Tomate eine solche zellreinigende Eigenschaft. Wie gesund doch Fast Food ist!

Als Antioxidans schützt Melatonin die Zellen vor Zerstörung (Alterung) und unkontrolliertem Wachstum (Krebs) und bewahrt auch die Nerven vor Schäden (Alzheimer). Die Industrie jubelt. Im Gegensatz zum Serotonin lässt sich Melatonin synthetisch und damit recht billig herstellen. Und es hat so viele schöne Anwendungsbereiche: Bist du zu wach, zu alt, zu vergesslich, zu traurig oder einfach zu schräg drauf, ist Melatonin das Präparat der Wahl! Also kurz gefasst: für gefühlte 150 Prozent der Weltbevölkerung.

Verkaufsexperten raten deshalb dringend dazu, Melatonin als Schlafmittel, zur Verhinderung des Jetlags oder gegen das Altern einzuwerfen. Hormonexperten raten dringend dazu, das zu überdenken. Schließlich handelt es sich um ein Hormon, das zentral in die Körpervorgänge eingreift und von dem keiner so recht weiß, in welcher Dosierung es der Mensch braucht, um zufriedener zu werden.

Gesund im Schlaf

Den grippalen Infekt heilt der Körper am ehesten, wenn er schläft. Nicht umsonst drängt der Organismus bei Fieber danach, in die Waagrechte gebracht zu werden und sich im Schlaf auszukurieren. Und nicht umsonst werden Schwerverletzte in künstlichen Tiefschlaf versetzt. Schäden können so gering gehalten und die Regenerationsprozesse angekurbelt werden. Warum Dornröschen in einen 100-jährigen Schlaf versetzt wurde, ob die Gebrüder Grimm von einem fehlerhaften Melatoninstoffwechsel ausgingen oder die Dame angeregt durch den Bericht in einer einschlägigen Beauty-Zeitschrift die Vorteile des Schönheitsschlafs bis zum Erbrechen (beziehungsweise zum Erküssen) ausprobieren wollte, ist ungewiss.

Während alles schläft, laufen gewisse Hormone geradezu auf Hochtouren und leiten im Körper Zellreparatur, Wachstum oder den Abbau von Giftstoffen ein. Eines der wichtigsten nachtaktiven Hormone ist neben dem Melatonin auch das Wachstumshormon Somatotropin, das als »Allround-Botenstoff« gilt: Es fördert das Zellwachstum genauso wie den Muskel- und Knochenaufbau sowie den Abbau von Körperfett. Schön durch Schlaf funktioniert übrigens: »Dieses Wachstumshormon gilt als der Gegenspieler des Alterns«, so Bernd Saletu, Leiter des Bereichs für Schlafforschung am Allgemeinen Krankenhaus in Wien. Somatotropin wird zu Schlafbeginn erhöht freigesetzt, was auch das Geheimnis hinter dem »Power Nap«, dem energiespendenden Kurzschlaf, ist: Durch die stimulierende Wirkung des Hormons wird beim Aufwachen vermehrt Cortisol ausgeschüttet, das den Körper in Stresssituationen stabilisiert.

Übrigens: Für guten Schlaf sorgen unter anderem Baldrian oder Melisse (vom Gärtner Ihres Vertrauens), Hopfen (aus der Brauerei Ihres Vertrauens) oder Benzodiazepine (vom Pharmakonzern Ihres Vertrauens beziehungsweise vom vertrauenswürdigen Dealer).

Senile Bettflucht

Im Alter wird weniger Melatonin synthetisiert. Das ist normal, hat aber gewisse Nachteile. Der Hormonmangel führt nämlich dazu, dass man nicht mehr so lange schlafen kann, wie man vielleicht gerne möchte. Diese senile Bettflucht ist eher eine Art Bettfluch. Denn zu einer Zeit, in der man endlich das tun könnte, was man sein ganzes Leben wollte und was die Rente so erstrebenswert machte, täglich auszuschlafen, funktioniert es nicht. Ein Mahnmal für all jene, die sich die besten Kuchenstücke des Lebens für später aufheben, um sie so richtig genießen zu können. Nun hat man später zwar die Kuchenstücke gesammelt, hat aber gleichzeitig auch Diabetes, sodass man sie nicht essen darf. Für das Schlafen gilt dasselbe. Besteht Ihr größter Lebenstraum darin, lange in den Federn zu bleiben, setzen Sie ihn besser schon jetzt um: Suchen Sie sich zeitnah einen Abendjob. Oder werden Sie Bettentester.

Jeder Mensch hat einen eigenen Chronotypus. Diese komplexe innere Uhr steuert verschiedene Körpervorgänge annähernd in einem 24-Stunden-Rhythmus. Dennoch kann die Uhr ganz individuell gestellt sein, sodass es Morgenmenschen und -muffel, Nachtschwärmer und Tagträumer gibt. Es gibt den Typ »Lerche« (also der Vogel, der es frühmorgens bei Romeo und Julia nicht gewesen sein soll), den Typ »Eule« (die sich erst bei der Tagesschau das Frühstück herrichtet) und natürlich den Typ »Tagesschau« (der immer bei der Signation der Nachrichtensendung einschläft).

Auch im Laufe des Lebens ändert sich der Rhythmus. Denn während sich im jugendlichen Alter die Uhr in Richtung Nachtaktivität verschiebt, klingelt in den fortgeschrittenen Lebensabschnitten bereits frühmorgens der innere Wecker. Wissenschaftler der Schweizer Universitäten Basel und Zürich entnahmen Testpersonen in den 20ern sowie Probanden zwischen 60 und 88 Jahren einige Hautzellen (pikanterweise aus der Pobacke). Denn jede einzelne Zelle besitzt einen eigenen Chronographen. Das bedeutet für Sie: Wenn Sie wissen wollen, wie spät es ist, können Sie also getrost auch Ihren Hintern fragen.

Im Gegensatz zum Schlafverhalten von Jung und Alt zeigte sich jedoch, dass die inneren Uhren der isolierten Zellen bei allen gleich tickten. So gingen die Forscher einen Schritt weiter und behandelten die Zellen mit dem Blutserum der älteren Menschen. Auf einmal nahmen sie die charakteristischen Zeitmerkmale der Alten an. Es scheinen also nicht die zelleigenen Rhythmen für das generelle Schlafverhalten entscheidend zu sein, sondern die Hormone, die im Blut herumschwirren und die Uhren entsprechend nachjustieren. Die gute Nachricht dabei: Hormone lassen, im Gegensatz zu irgendwelchen fixen Uhren-Genen, in den Zellen mit sich reden. Man kann sie also aktiv beeinflussen und damit auch erreichen, dass man vielleicht auch mal nach dem kreischenden Hahn aufwachen darf.

Geheimnis des Power Nappings

Nachdem mit dem Einschlafen die Regenerationsprozesse bereits einsetzen, fragt sich der moderne, leistungsorientierte Mensch natürlich, wie man mit möglichst wenig Aufwand ein Maximum an Effekt erzielt. Sprich, wie man mit minimalem Schlaf ein Optimum an Erholung erreicht und in der so gewonnenen Zeit noch zwei Meetings oder zumindest ein Treffen mit der Burn-out-Selbsthilfegruppe unterbringt.

Eine zentrale Rolle spielt das Wachstumshormon Somatotropin. In dem Moment, in dem wir in den Schlaf kippen, läuft es zu Hochtouren auf. Es gilt als Anti-Aging-Hormon, baut Muskeln und Knochen auf und Körperfett ab. Was will man mehr. Erwacht man dann nach kurzer Zeit, so wird auch vermehrt Cortisol freigesetzt, das den Körper in Stresssituationen stabilisiert, sodass wir nach dem Nickerchen wieder auf die Konkurrenz losgehen können. Obwohl das Wort »Power Nap« für den energiespendenden Kurzschlaf bereits ein Widerspruch in sich darzustellen scheint, wie »Fasten-Schlemmermenü« oder »Schnell-Beamter«, stellt es für den modernen Menschen eine gute Möglichkeit dar, mit gutem Gewissen ab und an auch im Büro die Augen zu schließen.

Hormone und das Berufsleben – Boten auf Jobsuche

Der Fingertest

Dass wir bereits vor der Geburt den Launen der Hormone ausgesetzt waren, dürfte mittlerweile jedem klar sein. Doch man kann diese Launen auch sehen. Werden Sie zum Hormonspezialisten und bestimmen Sie die Höhe des Testosteronspiegels, dem ein Mensch vor seiner Geburt ausgeliefert war. Klingt kompliziert, ist aber unglaublich einfach. Dieser Trick ist ein echter Partyknüller (so Sie auf Partys gehen, bei denen Zaubertricks als Knüller gesehen werden).

Dazu brauchen Sie: zwei Augen, es genügt jedoch auch eines oder ein guter Tastsinn; eine freiwillige Versuchsperson, kann jedoch auch schlafend oder volltrunken sein; und ein wenig Showtalent, um diesen an sich langweiligen Trick als Sensation zu verkaufen.

Das Längenverhältnis zwischen Zeigefinger und Ringfinger, so heißt es, soll Rückschlüsse auf den pränatalen Testosteronspiegel zulassen. Dies liegt daran, dass ein und dieselbe Gensequenz sowohl für den vorgeburtlichen Hormonspiegel, als auch für die Fingerlänge zuständig ist. Sagen zumindest die Forscher. Kurz gefasst macht das männliche Geschlechtshormon Testosteron einen längeren Ringfinger. Bei den Frauen sind hingegen Zeige- und Ringfinger eher gleich lang. Frauen, deren Ringfänger länger ist als der Mittelfinger, heißt es, seien durchsetzungsfähiger. Eine Eigenschaft, die ihnen im Berufsleben weiterhelfen wird.

Auch ich habe magische Fähigkeiten, da ich weiß, dass Sie in diesem Moment die Länge Ihrer Finger untersuchen. Und danach die

Ihres Partners. Seien Sie beruhigt, wenn Sie nicht die geschlechtertypischen anatomischen Gegebenheiten vorfinden: Es handelt sich um einen Mittelwert und nur wegen eines zu kurzen Fingerglieds ist noch keine Identitätskrise bezüglich des Geschlechts angezeigt. Und sollten Sie Zweifel in Bezug auf das Geschlecht Ihres Partners haben, so gibt es augenscheinlichere Merkmale als die Fingerlänge.

Ob nun die Männer einen längeren Ringfinger haben, damit ihnen die Frauen den Ehering leichter anlegen können, ist dabei ebenso eine gewagte Vermutung wie die Annahme, dass die Frauen eher Anlass haben, den verhältnismäßig ausgeprägten Mittelfinger zu zeigen. Aus wissenschaftlicher Sicht ist dies hingegen interessant, denn man kann nun untersuchen, ob ein vermehrter Testosteronspiegel im Mutterleib auch zu einer männlichen Entwicklung im Geiste führt.

Berufswunsch schon im Mutterleib?

Ist die vorgeburtliche Durchtränkung eines Kindes mit Testosteron also tatsächlich verantwortlich für seine spätere Entwicklung? Forscher der Universität Konstanz haben sich die neuen Erkenntnisse rund um das Zusammenspiel von Fingerlänge und Hormonen zunutze gemacht, um Fingerlängen und berufliche Neigungen von 8600 Probanden gegenüberzustellen. Dabei zeigte sich ein zwar leichter, jedoch eindeutiger Trend zu einem erhöhten Interesse an technischen Gegenständen bei hohem Testosteronspiegel vor der Geburt. Ein kürzerer Ringfinger (und damit ein niedriger pränataler Spiegel) war mit einem vermehrten Interesse am Umgang mit anderen Menschen und an sozialen Fragestellungen vergesellschaftet.

Haben die Forscher also die stereotypen Verhaltensweisen von puppenspielenden Mädchen und autoliebenden Buben aus der Klischee-Mottenkiste gekramt? Denn selbst wenn es die Hormone wären, die so eine Neigung erzeugten: Woher weiß ein Jahrmillionen alter Botenstoff wie das Testosteron, was ein Auto ist? Das ist auch den Forschern bewusst. Denn obwohl man keine Gleichverteilung der Geschlechter in Studiengängen oder Berufen erwarten könne, sind dies statistische Daten, die keinen Mann entmutigen sollen, Kindergärtner zu werden, und keine Frau, katholische Pfarrerin.

Geburtsmonat entscheidend?

Es gibt eine verbreitete Vermutung, dass es einen Unterschied macht, ob ein Kind im Winter oder im Sommer zur Welt kommt. Der Umstand, dass ein Sommerkind sich bereits nach kurzer Zeit die Sonne auf den Bauch scheinen lassen darf, ein Winterkind jedoch frühestens im Alter von sechs Monaten ausgiebig ins Freie kommt, ohne in Ganzkörper-Raumanzüge gestopft zu sein, kann die Entwicklung beeinflussen. Während die Sommerkinder gleich mit dem Zeitpunkt der Geburt positiv registrieren, dass es in Mitteleuropa auch ein angenehmes Klima geben kann, wird sich die erste Empfindung der Winterkinder (»Scheiß Wetter!«) eher negativ auf das Wesen auswirken. Auch für die Mutter als kindliche Versorgungsstation gilt Ähnliches. Denn eine ausreichende Sonnenbestrahlung führt zur Produktion des Hormons Vitamin D im Körper. Und das kann der Nachwuchs für seine Knochen gut brauchen.

Eine weitere Studie des britischen »Office for National Statistics« hat gezeigt, dass es einen Zusammenhang zwischen dem Geburtsmonat und dem später gewählten Beruf gibt: Dezemberkinder werden häufiger Zahnärzte, im Februar geborene sind künstlerisch tätig und wer im März das Licht der Welt erblickt, hat gute Chancen, Pilot zu werden. Wie gesagt: Es handelt sich um eine Untersuchung des »Office for National Statistics« und nicht des »Office for National Truth«!

Eltern, die also gezielt die Produktion einer bestimmten Berufsgruppe anstreben, wissen nun, was sie zu tun haben.

Angeboren oder verzogen?

Dies heizt die gute alte Diskussion an, ob nun die Genetik oder eher die Sozialisierung eines Menschen für die Verhaltensweisen verantwortlich zeichnen. Zahlreiche Zwillingspärchen wurden in den letzten Jahrhunderten zur Beantwortung dieser Fragen in die Labors zitiert.

Manche Forscher gehen davon aus, dass Persönlichkeitsmerkmale zu 30 Prozent vererbt, zu 70 Prozent angelernt sind. Das sagt wahrscheinlich mehr über die Persönlichkeit der Forscher aus. Denn solche Hausnummern eignen sich vielleicht für die Titelblätter von Hochglanz-Magazinen: »Wir sind zu 30 Prozent angeboren doof« oder »Sieben von zehn Menschen widersetzen sich ihren Genen«. Tatsache ist, dass das zurzeit noch niemand sagen, man allerdings auch nicht das Gegenteil beweisen kann. Daher möchte ich in diesem Buch eine gewagte These äußern, die so noch nie geäußert wurde, und ich möchte bitten, mich korrekt zu zitieren: Ich gehe davon aus, dass 29,2 Prozent der menschlichen Charaktereigenschaften in den Genen liegen, 70 Prozent in der Sozialisierung und 0,8 Prozent in kosmischen blöden Angewohnheiten, bei denen man nicht weiß, woher sie kommen. Wer diese These widerlegen möchte, möge dies in Form eines wüsten Protestschreibens kundtun.

Die mangelnde Kenntnis über angeborene und anerzogene Eigenschaften macht so manchen Beziehungsstreit zu einer unsachlichen Diskussion: »Du bist wie deine Mutter« mag als kämpferische Ansage sinnvoll sein, entbehrt jedoch jeder biologischen Grundlage.

Voll im Stress – hormoneller Sprengstoff

Klein, aber oho – die Nebennieren

Sie gehören zwar zu den kleinsten hormonbildenden Drüsen unseres Körpers, doch sie haben es in sich: die Nebennieren. Wo genau sich diese paarig angeordneten Organe im menschlichen Körper befinden, darf jeder selber raten. Kleiner Tipp: Sie befinden sich nicht neben der Leber.

Die Drüsen sitzen den beiden Nieren oben kappenförmig auf und wiegen pro Stück gerade mal 15 Gramm. Das ist erstaunlich, denn sie haben eine enorme Wirkung, nicht nur auf den Besitzer. Ihre Nebennieren können den Menschen in Ihrer Umgebung gefährlich werden. Ich würde sogar so weit gehen zu behaupten, dass so manche Wirtshausschlägerei, so mancher Krieg und die ein oder andere Finanzkrise durch die Nebennierenfunktion einer zufällig anwesenden Person ausgelöst wurden. Denn sie produzieren das, was man getrost als hormonellen Sprengstoff bezeichnen kann: die Stresshormone.

Tatsächlich werden in der Nebenniere rund 50 Hormone hergestellt. Vier von ihnen sind berühmt-berüchtigt: Adrenalin, Noradrenalin, Cortisol und Aldosteron.

Eine anständige Nebenniere besteht aus einer Rinde und einem Mark. Diese Unterscheidung ist nicht nur für den pedantisch genauen Histologen interessant, der nächtelang begeistert die wunderschönen Strukturen in seinem neuen Mikroskop betrachtet, bevor er sich selbst ein wenig geißelt, weil er zu viel Freude dabei empfunden hat. Kein Grund sich zu geißeln, denn warum die Nebenniere aus Rinde und Mark besteht, ist wirklich interessant: Diese zwei völlig unterschiedlichen Schichten produzieren unterschiedliche Hormone: Das Nebennierenmark produziert die Hormone Adrenalin und Noradrenalin.

Die Rinde produziert die Steroidhormone, deren Grundbaustein das Cholesterin ist. Klassiker der Rindenproduktion sind das Stresshormon Cortisol sowie Aldosteron, das für den Kreislauf und den Elektrolythaushalt eine wichtige Rolle spielt.

Die gute Nachbarschaft der Nebenniere mit der Niere hat also nicht nur mit ihrem Namen zu tun – sondern ist auch an sich sinnvoll. Beide haben schließlich dasselbe Hobby: Sie kümmern sich ehrenamtlich um den Blutdruck.

Mit lieben Grüßen aus der Steinzeit und aus Wien

Natürliche Feinde lösten bei unseren Urahnen sinnvolle körperliche Reaktionen aus, die den Körper in Stress versetzten. Das konnte lebensrettend sein. Dieselben körperlichen Reaktionen erleben wir auch heute noch bei Stress: Stress lässt das Herz schneller schlagen, den Blutdruck ansteigen und die Muskeln anspannen; alle die fürs Rennen unwesentlichen Körpervorgänge werden heruntergefahren, wie die Fähigkeit, mathematische Gleichungen zu lösen oder alle seine Facebook-Freunde beim Namen zu nennen. Irgendetwas ist von damals bis heute passiert, das unseren Körper gehörig durcheinanderbringt. Denn unser Organismus ordnet nicht mehr nur bedrohliche Säbelzahntiger in die Schublade »Stress« ein, sondern auch die Items: »Chef«, »Partner«, »Abgabetermin« oder »Stau«.

In die archaische Schublade »Sex und Triebleben« hingegen werden heute auch »Fußballjubel«, »Shoppen« und »glänzende, neue Dinge« abgelegt, in seltenen Fällen auch »Sex«.

Für Revierstreitigkeiten oder den Fall »Tyrannosaurus in der Wohnküche ohne Hinterausgang« war das natürliche Reaktionsmuster »Kampf und Aggression« damals sehr überlebensnotwendig. Als Auslöser für eine »Kampf und Aggression«-Reaktion kommen heute jedoch auch der »Mensch, der so dämlich aus der Wäsche schaut«, der »ungeschickte Angestellte«, der »zu geschickte Angestellte«, der »Partner« oder oft auch »ich selbst, der Versager« infrage.

Noch in den vergangenen Jahrhunderten hatten die Menschen in ihrem Alltag eine Vielzahl an Gelegenheiten, um ihre archaischen Reaktionsmuster auszuleben: auf dem Feld, bei schwerer Arbeit und vor allem zu Fuß auf Wanderschaft. Zum Vergleich: Lag die tägliche Gehstrecke bei unseren Vorfahren noch bei fast 20 Kilometern, kommt der Mensch von heute gerade mal auf ein paar Hundert Meter. Außer, er findet keinen Parkplatz vor der Tür.

In der urbanisierten Gesellschaft, die zwar psychisch ihren Mitgliedern eine Menge abverlangt, eine gesunde körperliche Reaktion jedoch nicht zu sehen wünscht, platzt dann die Hormonbombe.

Zwar passt sich der Mensch an neue Lebensumstände an. Doch zurzeit sind wir schneller als die Evolution. Und es wird noch einige Generationen dauern, bis sich unsere Körper gegen zu viel Sitzen, zu viel Fernsehen und das intensive Herumfummeln der Medizin im Körper zur Wehr setzen können.

Stress als Würze des Lebens

Stress wurde aber erst spät nach der Steinzeit erfunden, von einem Wiener. Das mag ein wenig irritieren, denn den als raunzend-beschaulich geltenden Bewohnern der österreichischen Hauptstadt wird nachgesagt, den ganzen lieben Tag genüsslich im Caféhaus zu verbringen. Und so ganz stimmt die Sage um die Erfindung des Stresses ohnehin nicht. Der aus Ungarn stammende Arzt Hans Seyle gilt als Vater der Stressforschung. Allerdings emigrierte er 1934 nach Kanada, zwei Jahre bevor er den Begriff »Stress« für den Menschen prägte. Aber so wie die Deutschen einst »Papst« waren, die Schweizer »Federer«, so sind die Österreicher eben »Stress«.

Den Begriff »Stress« hat Seyle aus der Werkstoffkunde übernommen; er beschreibt die Spannung, den Zug oder den Druck, der auf einem bestimmten Material lastet. Als »Allgemeines Anpassungssyndrom« bezeichnete Seyle die Reaktion des Körpers auf bestimmte Situationen. Stress sei dabei auch nichts Schlechtes, er sei die »Würze des Lebens«. Bei manchen ist die Suppe ihres Daseins aber kräftig versalzen.

Wie immer, wenn Umwelteinflüsse körperliche Reaktionen hervorrufen, spielen die Hormone eine wichtige und zentrale Rolle. Man sieht sie zwar nicht, man hört sie nicht, man spürt sie eigentlich auch nicht und dennoch: Man weiß: Jetzt sind sie am Werk. Das innerliche Brodeln, die Unruhe, das »Aufgewühltsein« – all das beschreibt den Zustand, der mit dem ursprünglich griechischen Wort »Hormon« gemeint ist und den die meisten von uns auch zugut kennen: Tatsächlich wahrnehmen lassen sich jedoch nicht die Botenstoffe, sondern die Symptome, die sie hervorrufen. Dazu zählen rascherer Herzschlag, ein Schwitzen, ein Zittern, das über die Nerven in unser Bewusstsein dringt.

Stress als Zustand galt die letzten Jahrzehnte als hip. Wer vor seinem 50. Lebensjahr als Mann noch keinen anständigen Herzinfarkt hatte, musste wohl was falsch gemacht haben. Stress war so etwas wie ein Gütesiegel für gesellschaftliche Nützlichkeit. »Ich bin im Stress«, das war die perfekte Ausrede für unliebsame zwischenmenschliche Kontakte. Und letztlich war auch das »Burn-out« oder, wie man früher salopp sagte, der »Nervenzusammenbruch« eine zwar bedauerliche Folge der chronischen Überarbeitung. Doch die andere Seite der Medaille kannte auch jeder: Vor einem »Burn-out« musste man einmal »geburnt« haben, vor einem »Nervenzusammenbruch« einmal Nerven gehabt haben.

Heute ist das etwas anders, in der aufkeimenden Wellness-Gesellschaft der Industrienationen ist Stress nun gar nicht mehr so cool. Was nicht bedeutet, dass man nun mehr Verständnis für berufliche Unzulänglichkeiten, Seelenbaumeln oder Selbstverwirklichung hätte. Weggenommen an Belastung wird da gar nichts. Sondern eine Extraportion draufgeschlagen. Man setzt beruflichen Erfolg und Stress voraus, um berechtigt zu sein, keinen Stress haben zu dürfen. Wellnessoase ja, aber nur, wenn man es »sich verdient hat«. Und da man ja nun die Vielzahl an Möglichkeiten hat, seinen Stress mit »Qigong«, »Zeitmanagement-Seminaren« oder »impulsgesteuerter Tiefenentspannung durch zertifizierte Entschlackungsprofis« abzubauen, ist es auch die verdammte Pflicht jeden Bürgers, dies zu tun! So erzeugt der verordnete Abbau von Stress wieder Stress.

Glücklich also diejenigen, die begriffen haben, dass man sich an einem Frühlingstag in eine Wiese legen und die Sonne auf den Bauch scheinen lassen darf, auch wenn man grad erst aufgestanden ist.

Disstress und Eustress

Herr Seyle, dem wir unseren Stress zu verdanken haben – an dieser Stelle recht herzlichen Dank an den Erfinder –, war der Auffassung, dass es nicht nur schlechten Stress, den Disstress, gibt, sondern auch einen Stress, der uns guttut, den Eustress (damit ist nicht die Finanzlage der Europäischen Union gemeint, »Eu« ist als Zwielaut zu lesen, nicht als zwei einzelne Vokale).

Wir sprechen gerne davon, den Stress abzubauen und die bösen Stresshormone niedrig zu halten. Die Wirtschaft ist längst dem Wunsch nach einem völlig entstressten Leben nachgekommen und hat den Markt mit Anti-Stress-Möbeln und stressfreiem Joghurt überschwemmt. Doch so ganz ohne Stress geht es nun auch nicht. Deshalb also auch positiver Stress. Und der soll beflügeln, ja glücklich machen und damit gesund sein.

Im Unterschied zum Stress, den ein Vorgesetzter, ein Säbelzahntiger oder gar ein vorgesetzter Säbelzahntiger auslöst, führt der gewollte Stress dazu, dass zusätzlich noch das Belohnungszentrum im Gehirn aktiv ist, Dopamin und Serotonin glücklich machen und Endorphin für den nötigen Rauschzustand sorgt. Kurzfristig ist der Adrenalinschub eine nette Sache, der chronische Stress ist aber prinzipiell eher ungesund. Egal, ob freiwillig oder verordnet.

Denn machen wir uns nichts vor: Auch wenn schöne Dinge den Körper in Stress versetzen: Die Reaktion auf den Stressor bleibt gleich. Adrenalin, Noradrenalin und Cortisol durchfluten unseren Körper und können auch so einigen Schaden anrichten, so der Zustand länger andauert. Das Bild vom voll motivierten, selbstbewussten und selbstbestimmten Karrieremenschen, der kraftvoll durch die Arbeitswelt schreitet, ist so lange bündig mit positivem Stress in Verbindung zu bringen, bis ihn das erste Magengeschwür eine Bekanntschaft mit dem Endoskopie-Schlauch machen lässt.

Wenn das Blut in den Adern gefriert: Stressreaktionen

Der moderne Großstadtmensch hat heute etwas entdeckt, das seine älteren Netzwerke wieder besänftigt: Das »organisierte Abenteuer«. Waren die Aktivitäten vor 20 Jahren noch darauf beschränkt, sich als betuchter Tourist in Kenia in einem mit bis an die Zähne bewaffneten Rangern voll besetzten Jeep durch die Savanne kutschieren zu lassen, um sich mithilfe eines gigantischen Teleobjektivs Aug in Aug mit dem Löwen zu meinen, so geht es heute ans Eingemachte: Reiseveranstalter versprechen den Adrenalin-Kick, indem sie die Teilnehmer an Bungee-Seilen eine Brücke runterschubsen, kopfüber hängend über eine Schlucht jagen oder sie zum fröhlichen Haifisch-Meet-and-Greet abtauchen lassen. Und selbst wenn die Gefahr vor Ort alltagstypisch bleibt, verspricht die Werbung mehr: Sich mit dem Wohnmobil auf einen ebenen und kieselsteinbefreiten Stellplatz mit Strom, Wasser und Internetanschluss zu stellen, heißt heute »Boot-Camping«, und es gibt kaum eine Sandkiste, die nicht »Abenteuerspielplatz« genannt wird. Die Sehnsucht danach, etwas zu erleben, ist unermesslich groß.

Viele reizt jedoch der Schritt aus den eigenen vier Wänden nicht sonderlich und sie holen sich das Abenteuer nach Hause. Doch nur einen Splattermovie anzusehen oder im Fernsehen Bewohner des Dschungelcamps zu beobachten, wie sie rohe Affenhoden essen und sich danach aus dem Erbrochenen eine Behausung bauen müssen, verschafft den Couch-Potatoes zwar einen gewissen Nervenkitzel inklusive Hormonstoß. Die Wirkung geht jedoch ins Leere, so man die nun bereitgestellte Körperenergie nicht in Form von Bewegung oder lautem Schreien ableitet.

Vom Schreck zum Stress

Jeder angstmachende Reiz führt zu einer unspezifischen Aktivierung unserer Großhirnrinde und des limbischen Systems im Zwischenhirn. Dadurch wird das sympathische Nervensystem, kurz Sympathikus, stimuliert. Diese »Arousal-Reaktion« setzt unseren Körper in Alarmbereitschaft. Das, was er nun am dringendsten benötigt, ist Energie. Allerdings nicht in Form des Fruchtzwergs, sondern aus den eigenen Energiereserven.

Über ein Nervensignal aus dem Zwischenhirn erhält das Nebennierenmark den Befehl, die Hormone Adrenalin und Noradrenalin freizusetzen (im Mischungsverhältnis von 80 zu 20, für den Fall, dass Sie sich mal selbst einen Stress-Cocktail mixen wollen).

Quick-Start über die Nerven

Ist Feuer am Dach oder ein Säbelzahntiger am Hintern, so haben wir keine Zeit, darauf zu warten, dass die Steuerungshormone gemächlich über die Blutbahn schwimmen, um später bei den Zielorganen anzukommen. Es muss rasch gehen. Dazu ist der Hypothalamus im Zwischenhirn quasi direkt mit der Nebenniere verbunden und kann per Knopfdruck die sofortige Ausschüttung der Katecholamine bewirken.

Im Zusammenspiel sorgen Adrenalin und Noradrenalin zu körperlichen Veränderungen, die im Falle einer physisch realen Gefahr sinnvoll scheinen: der schon erwähnte erhöhte Herzschlag, steigender Blutdruck, eine vertiefte und schnellere Atmung, wodurch mehr Sauerstoff zur Verfügung steht. Aus gespeicherten Fetten und Zucker wird Brennstoff für die Muskeln erzeugt, der Energiegrundumsatz um ein Drittel hinaufgeschraubt, dadurch steigt die Körpertemperatur. Auch die Skelettmuskulatur wird in einen vermehrten Spannungszustand versetzt, um – je nach Mut – für den Handkantenschlag oder das Fersengeld gerüstet zu sein. Zudem kommt es zu einer erhöhten Erregung (nein, nicht dort, dazu ist nun wirklich jetzt keine Zeit) der Großhirnrinde und des limbischen Systems.

Während Adrenalin hier den nötigen »Kick« gibt, das Herz rasen und uns hellwach werden lässt, sorgt Noradrenalin eher für eine Hemmung der Magen-Darm-Tätigkeit oder eine Freisetzung von Blutfetten, um die Energie zu optimieren. Die nicht unmittelbar überlebensnotwendigen Funktionen werden heruntergefahren: also die Verdauung oder die Arbeit des Immunsystems. Auch die Fortpflanzung ist in diesem Moment eher nebensächlich, denn was nützt es einem, der Fruchtbarste im Tal zu sein, wenn man samt seiner Potenz gefressen wird.

Lange hält ein durchschnittlich begabter Körper einen solchen Zustand aber nicht durch. Daher wird nach einigen Minuten bereits der Gegenspieler, das parasympathische Nervensystem, in Gang gesetzt und zudem werden die Stresshormone Adrenalin und Noradrenalin chemisch abgebaut. Das dauert jedoch eine Zeit, sodass wir uns nach einer kurzen Stresssituation noch ein paar Minuten wie auf 180 fühlen.

Slow Start: hormonelle Aktivierung

Bereits während der Alarmreaktion regen Adrenalin und Noradrenalin über den Hypothalamus die Nebennierenrinde dazu an, Glukokortikosteroide (etwa Cortisol) auszuschütten. Diese füllen die entleerten Energiespeicher wieder auf. Bis sie zu ihrer Höchstleistung auflaufen, dauert es jedoch ein paar Stunden. Deshalb wird der Körper auf eine länger andauernde Belastung eingestellt.

Dieser langsamere Weg läuft nicht direkt, sondern führt über die Hirnanhangsdrüse (Hypophyse). Sie schüttet Steuerungshormone für Nebennierenrinde (ACTH) und Schilddrüse (TSH) und auch das Wachstumshormon aus. Sie alle steigern die Herzleistung, den Blutdruck, erhöhen den Zuckerspiegel und verbessern auch die Blutgerinnung (was im Falle von Verletzungen sinnvoll ist, bei Dauerstress jedoch zu einer Verstopfung der Gefäße führen kann). Die Stimmung steigt zudem, bis hin zur Euphorie, nun ist man für die Auseinandersetzung bereit.

Derart hormonell gerüstet, ist man nun nicht nur in der Lage, einem Fressfeind in die Fresse zu hauen und anschließend zu flüchten. Man kann auch mit dem nun verständlicherweise nachtragenden Raubtier ein längeres Katz-und-Maus-Spiel veranstalten. Die Hormone stellen also die Vorgänge optimal auf diese Situation ein, ohne den Körper zu überfordern.

Dummerweise hat aber nicht nur der Gejagte, sondern auch der Jäger diese Hormone. Einen Startvorteil also sollte man nicht erwarten. Doch der Mensch greift auf seine Fähigkeit zur gemeinen Hinterlist zurück, stellt dem Gegner eine Falle, um ihn unschädlich zu machen, und baut zur Sicherheit gleich mehrere Millionen solcher Fallen, um die gesamte Gegnerschaft auszurotten. Das nennt man Evolution.

Rasche Energieversorgung

Die beiden Katecholamine Adrenalin und Noradrenalin stellen rasch die benötigte Energie bereit. Zusätzlich sorgen Hormone, die über die Blutbahn zu den Organen gelangen, für eine längerfristige Anpassung des Organismus an die Belastungssituation: Sie überreden Zellen etwa dazu, ihren Stoffwechsel so umzustellen, dass sie weitere Energie erzeugen können.

An dieser Stelle möchte ich ein Gleichnis aus dem Alltag strapazieren, schließlich sind Gleichnisse die Potenzflosse der Ratgeberliteratur: Das körperliche Energieversorgungssystem entspricht der Energieversorgung einer Bevölkerung über das Stromnetz. Im Normalfall kann der Strombedarf durch den laufenden Betrieb von Kraftwerken gedeckt werden. Man weiß sogar, wann etwas mehr Energie benötigt wird, etwa weil die Menschen aufstehen, ihre Kaffeemaschinen und Duschen in Betrieb setzen. Der Mensch ist eben berechenbar.

Es gibt aber Ausnahmesituationen, die nicht vorhersehbar sind und wie ein Stressor wirken. Wenn zum Beispiel die gesamte weibliche Bevölkerung zur selben Zeit die Fernseher aufdreht, um den Start der neuen Staffel von »Desperate Housewives« zu sehen, die zuständigen Stromnetzbetreiber es jedoch verabsäumt haben, ins TV-Programm zu blicken. Zur Abdeckung der Spitzenlast werden die rasch verfügbaren Energiereserven (etwa von einem Wasserspeicherkraftwerk) sofort zur Verfügung gestellt, gleichzeitig kurbelt man die Produktion der anderen Kraftwerke an, um die Energieversorgung auch für längere Zeit sicherzustellen. Schließlich handelt es sich bei der Pilotsendung von »Desperate Housewives« um eine Doppelfolge und in den Werbepausen laufen die Mikrowellen auf Hochtouren.

Nochmal langsam zum Mitschreiben: Die rasche körperliche Stressreaktion entspricht der Mobilisierung aus dem Speicherkraftwerk, die weitere Anpassung der einzelnen Organe durch die Hormonwirkung gleicht dem Hochfahren der Energieproduktion. Das Cortisol sorgt dafür, dass wir akut auf die gespeicherten Energiereserven zurückgreifen können. Beispielsweise, indem es Eiweiß in Zucker umwandelt. So lange, bis gar nichts mehr geht und das Burn-out voll eingesetzt hat. Dann hat nämlich auch unsere Nebenniere ein Burnout und produziert weniger Cortisol.

Kampf, Flucht oder sich einfach betrinken

Stressreaktionen haben uns entwicklungsgeschichtlich das Überleben gesichert. Ein potenziell bedrohliches wildes Tier, dessen Atem wir bereits im Gesicht spüren können, verlangt rasches Handeln. Die intellektuelle Auseinandersetzung, der Versuch einer zoologischen Einteilung des Angreifers in Pflanzen- und Fleischfresser oder die Überlegung, würde man jetzt gegenüber der Raubkatze klein beigeben, stünde man als Memme da, dauert zu lange, um ungeschoren davonzukommen.

Der Körper bremst unseren Schöngeist aus und lässt die Reaktionen auf einer entwicklungsgeschichtlich älteren und auch etwas einfacher gestrickten Gehirnebene abwickeln. Diese Region fackelt nicht lange, sie löst sofort Alarm aus.

Der amerikanische Physiologe Walter Cannon hat diese Reaktion Mitte des vorigen Jahrhunderts als »Kampf-oder-Flucht-Reaktion« (»Fight-or-Flight«) bezeichnet. Der Körper stellt sich in Sekundenschnelle auf diese beiden einzigen Optionen ein. Das Gehirn bewirkt eine sofortige Freisetzung des Nebennierenhormons Adrenalin, das für mehr Kraft in den Muckis sorgt: Muskeltonus und Durchblutung werden erhöht, der Herzschlag und die Atmung beschleunigt und der Blutdruck wird kräftig gesteigert.

Sagt einem weder das Ringen mit einem gefühlt zwei Tonnen schweren Raubtier noch das panische Laufen um sein Leben zu, so gibt es noch eine dritte Möglichkeit: sich zu verstecken, einzugraben und tot zu stellen, sodass dämliche Angreifer ausgetrickst werden – oder sich zu besaufen, um zumindest selber nicht mehr mitzubekommen, wie man filetiert wird.

Totgestellte leben länger

Bei einer Schock- oder Schreckreaktion, wenn weder Flucht noch Kampf sinnvoll erscheinen und man der Situation nicht gewachsen ist, kommt es zu einer Überaktivität des Parasympathikus. Er schaltet den Organismus bei höchster Gefahr in den Zustand der Erstarrung.

So wird Fressfeinden vorgegaukelt, man sei schon tot. Damit zeigt man einerseits Kooperationsbereitschaft, da man dem Gegner die Jagdarbeit abnimmt. Andererseits hofft man, dass der Angreifer kein Aasfresser ist und ihn eine bereits leblose Beute nicht interessiert.

Dieser als »Freeze« bezeichnete Totstellreflex ist die Reaktion auf eine nicht zu bewältigen erscheinende, übermächtige Bedrohung. In manchen Fällen kann das Erstarren vor Schreck aber helfen. Es gibt dazu die einschlägige »Survival-Literatur«. Hier finden sich praktische

Anleitungen für Auswege aus realen Bedrohungssituationen für den Stadtmenschen des 21. Jahrhunderts: »Kann man einen Hai in die Flucht schlagen?« (anschreien und auf die Kiemen hauen), »Überlebt man einen Meteoriteneinschlag?« (einen Schritt zur Seite machen) oder »Wie entkomme ich einem pyroklastischen Strom?« (gar nicht). Trifft man in der Shopping-Mall auf einen Bären, so hilft es weder zu kämpfen (Bär ist zu stark), noch zu flüchten (Bär ist zu schnell), noch sich wie ein Bär zu benehmen (Bär ist ja nicht blöd). Sich tot zu stellen ist eine gute Methode. Der Bär sieht damit in Ihnen weder eine Bedrohung für seine Jungen noch einen interessanten Spielgefährten. Und wenn Sie Glück haben, überleben Sie die Begegnung auf diese Art. Wenn Sie Pech haben, benutzt er Sie als Sitzkissen.

Da wir im modernen Büroalltag nur selten mit Wildtieren zu tun haben, dafür aber umso häufiger mit Wild-Chefs, sind unsere instinktgesteuerten Reaktionsmuster nur mäßig gut geeignet. Flüchten und Kämpfen führen voraussichtlich zum Jobverlust. Bleibt also nur noch das Erstarren.

In eine solche Schockstarre können nicht nur Individuen, sondern auch eine große Gruppe von Menschen kollektiv verfallen, zum Beispiel wenn eine Wirtschaftskrise einen Staat oder ein frühes Tor eine ganze Fußballmannschaft lähmt.

Automatisierte Überlebensprogramme

Bestimmte Auslöser können also zumindest kurzfristig für eine völlige Regungslosigkeit sorgen, etwa eine Python auf dem Beifahrersitz oder, etwas alltagstypischer, unangekündigter Besuch der Verwandtschaft sowie angekündigter Besuch der Verwandtschaft. Stillhalten, Sich-tot-Stellen, bis die Gefahr gebannt ist, kann sinnvoll sein, etwa wenn der Exekutor oder ein freundlich wirkender Vertreter einer Glaubensgemeinschaft vor der Türe steht.

Nach dem US-amerikanischen Neuropsychologen Joseph LeDoux soll das Erstarren eine automatische Reaktion in den entwicklungsgeschichtlich älteren Hirnarealen sein, konkret in der Amygdala. Der Parasympathikus steht in Verbindung mit dem Hirnstamm (»Reptiliengehirn«) und ist in der Lage, die stammesgeschichtlich jüngeren Systeme unter Lebensgefahr auszuschalten. Der Erstarrungsreflex ist das ultimativ letzte Mittel des Selbstschutzes. Er kann bei einem Angriff eines Raubtiers helfen, denn das lässt von der Beute ab, die mutmaßlich tot oder krank ist, wie unsereins von einem welken Salat. Nicht aber so die menschliche Verwandtschaft, die auch auf mutmaßliche Tote einredet, bis diese sich im Grabe umdrehen.

Jeder bekommt den Stress, den er verdient

Der amerikanische Psychologe Richard Lazarus hat in den 1970er-Jahren die früheren Modelle der Stressverarbeitung modifiziert. Es gebe keinen objektiven Reiz, der bei jedem dieselbe Stressreaktion auslöse, sagte er. Es gehe vielmehr um die subjektive Bewertung der Lage. Wenn für den einen Menschen das spontane Aufsagen eines Hexameters vor einem Millionenpublikum beim gleichzeitigen Jonglieren mit zwei brennenden Schwertern kaum Schwierigkeiten bereitet, kann für den anderen bereits das Bestellen einer Suppe in einem Restaurant zur kompletten Systemüberlastung führen.

Ein Meeresforscher wie Hans Hass freut sich über einen ausgewachsenen Hai beim Schnorcheln, die meisten anderen Menschen aber nicht so. Ein und dieselbe Vogelspinne kann auf dem Kopf zweier verschiedener Personen entweder freudiges Entzücken oder tiefe Bewusstlosigkeit auslösen. Ähnliches gilt für die Nachricht »Ich bin von dir schwanger« (so man katholischer Priester ist).

Ein Linienpilot hat mir einmal erzählt, dass ihn der Umstand, eine voll besetzte Maschine mit einem ganzen und einem halben intakten Triebwerk sicher zu landen, bei Weitem nicht so gestresst hat wie das Wissen, wenige Stunden später in die Schule seines Sohnes zum Elternsprechtag gehen zu müssen.

Bereits der griechische Philosoph Epikur sagte dazu, dass es weniger die Dinge selbst sind, die uns verstören, als vielmehr die Art, wie wir sie betrachten. Daher sollten gut gemeinte Ratschläge zur Entspannung einer angespannten Situation, wie »Das ist doch nicht so schlimm«, »Es ist ja nur eine ganz kleine harmlose Spinne« oder »Es ist ja nur eine ganz kleine harmlose nukleare Katastrophe«, unterbleiben. Denn manche fürchten sich eben vor gewissen Dingen, auch wenn diese Furcht ganz rational betrachtet eigentlich völlig unbegründet ist.

Wovor wir uns nun fürchten, das hängt von den gespeicherten Erfahrungen ab. Das sind sowohl Erfahrungen, die man selbst gemacht hat, wie auch Erfahrungen, die die Vorfahren bereits gemacht haben. Diese Auslöser sind gespeichert und können in einer Gefahrensituation rasch abgerufen werden.

Interessanterweise zählen lebensbedrohliche Tiere in der heutigen Welt nicht mehr zu den größten Stressoren. Viel Arbeitspensum, ineffiziente Abläufe im Betrieb und häufige Unterbrechungen durch Telefonate oder Kollegen, ein schlechtes Zeitmanagement oder der Versuch, es allen recht zu machen – diese Stressauslöser werden am häufigsten genannt. Vom zähnefletschenden Säbelzahntiger weit und breit keine Spur.

Stress ist individuell

Wie man auf eine Stresssituation reagiert, ist also sehr individuell. Der Linzer Psychologe Hans Morschitzky unterscheidet hierbei zwei Typen: die »Sympathikotoniker«, die durch eine starke Kampf- oder Fluchtbereitschaft und die Ausschüttung der Stresshormone eher berichten über Herzrasen, Druck auf der Brust oder Atemprobleme durch zu tiefes Atmen, bis hin zum Hyperventilieren, und die an Muskelverspannungen leiden. Und die »Vagotoniker«, die mit Schwindel, Übelkeit, Durchfall, kalten Händen und Füßen oder »weichen Knien« reagieren. Zu welcher Kategorie Sie zählen, können Sie bei der nächsten Blutabnahme beobachten: Entweder Sie gehören zu den »Injektions-Phobikern«, denen bereits beim Anblick der Nadel oder gar von Blut schwarz vor Augen wird. Oder Sie aktivieren Ihren Sympathikus, schlagen wild um sich oder ergreifen die Flucht. In beiden Fällen sollten Sie keinen Beruf ausüben, der mit viel Blut zu tun hat, also Arzt, Friseur oder Aushilfskellner beim Oktoberfest.

Stressreaktion und die Gene

Wie man in schweren Zeiten zurechtkommt, hängt natürlich auch von den Genen ab. Je nachdem, wie viele Helden oder Weicheier in unserer Ahnengalerie mitgemischt haben, reagieren wir also heute auf Stress. Wobei die Begriffe »Held« und »Weichei« völlig wertfrei zu verstehen sind. Und ein kluges Weichei, das die Flucht ergreift, handelt vernünftiger als ein Held, der, alleine um sein Ego zu streicheln, den Tiger am Schopf packt. Durchgesetzt haben sich übrigens meist auch die Weicheier, denn Helden leben intensiv und oft nur kurz, ihnen bleibt kaum Zeit für die Fortpflanzung.

Neuseeländische Forscher haben ein Gen, das für den Serotonin-Transporter (5-HTT) im Gehirn zuständig ist, näher untersucht. Menschen, bei denen eine längere Version dieses Gens vorliegt, können besser mit schweren Lebensereignissen umgehen. Das hohe Selbstvertrauen führt dazu, dass sie psychisch weit unbeschadeter aus diesen Situationen herauskommen. Bei Vorliegen der kürzeren Gen-Version kommt es in der Folge eher zu einer Depression. Sagen die Genetiker. Sagen nicht die Psychotherapeuten.

Die Männer, die Frauen, der Stress und die Stressin

Männer und Frauen reagieren unterschiedlich auf Stress. Und damit sind nicht die auslösenden Faktoren gemeint. Immerhin kann bereits ein ganz banaler Schuheinkauf oder das gemeinsame Herumzupfen der Partnerin und des Verkäufers am soeben anprobierten Sakko bei einem Mann Stresssymptome auslösen. Da es jedoch auch manche Männer lieben, Klamotten shoppen zu gehen, und Frauen gerne Auto fahren, kommen wir mit diesen Klischees leider nicht weiter. Die Auslöser für Stress sind zu individuell.

Die typische Kampf-Flucht-Reaktion dürften jedoch eher Männer kennen. Allerdings ist noch nicht ganz klar, ob sich das männliche Testosteron eher für den Kampf, das Cortisol eher für die Flucht entscheidet.

Das Reaktionsmuster von Frauen sei anders, sagt die US-amerikanische Psychologin Shelley Taylor. Für das weibliche Reaktionsmuster prägte sie in den 1990er-Jahren den Begriff »Tend-and-Befriend« (»Schützen und Freundschaft anbieten«). Statt zu kämpfen, ziehen es Frauen demnach vor, den Nachwuchs beziehungsweise die Angehörigen zu beschützen, statt zu fliehen, Kontakt mit dem Kollektiv aufzunehmen und Schutz in der Gemeinschaft zu suchen. Klingt etwas sozialer als der Egotrip, der Männer dazu veranlasst, entweder den Gegner beziehungsweise den Konkurrenten zu bezwingen oder sich zu verkrümeln. Natürlich gibt es auch hier Mischformen. Aber männliche Steppenwölfe kann man dennoch weitaus häufiger herumirren sehen als weibliche.

Der Stress nach dem Stress

Nach einem traumatischen Erlebnis wieder zur Tagesordnung zurückzukehren, ist nicht leicht. Das Adrenalin bleibt noch über eine geraume Zeit in der Blutbahn. Vor allem dann, wenn weder durch Kampf noch Flucht die Energien erfolgreich umgesetzt werden konnten. Tiere versuchen, diese angestauten Energien wieder aus ihrem Körper zu schütteln. Menschen weinen und zittern. Kann das Erlebte jedoch nicht verarbeitet werden, so sind Folgeschäden vorprogrammiert, bis hin zu dem Krankheitsbild, das wir als »Posttraumatisches Stresssyndrom« kennen.

Nach der unmittelbaren Anspannung stellt sich der Körper auf eine länger andauernde Belastungssituation ein. Es ist das Cortisol, das uns nun noch eine geraume Zeit erhalten bleibt. Der Körper versucht damit, einer nach wie vor unfreundlichen Welt Paroli zu bieten. Selbst wenn schon wieder die Sonne scheint.

Stressabbau: Anruf bei Mama genügt

Ein Botenstoff, der uns hilft, wieder ein wenig Boden unter die Füße zu bekommen, ist Oxytocin. Als Liebes- und Bindungshormon sorgt es dafür, dass der Cortisolspiegel rascher wieder absinkt. Tatsächlich scheint dieses Kuschelhormon ein Gegenspieler des Stressboten zu sein. Um es zu aktivieren, muss allerdings kräftig gekuschelt oder umarmt werden. Diese Möglichkeit bietet sich jedoch nicht, wenn niemand da ist, den man umarmen möchte, oder niemand da ist, der sich umarmen lassen will.

In einer Studie aus Wisconsin wurden Mädchen im Alter von sieben bis zwölf Jahren einer Prüfungssituation ausgesetzt. Einige wurden nachher von ihrer Mutter umarmt. Wenig überraschend: Das Oxytocin wurde mehr und verdrängte das Cortisol. (Auch das funktioniert jedoch natürlich nur dann, wenn man von der Mutter wirklich umarmt werden will. Sonst steigt der Stresspegel nämlich weiter. Ein Grund, warum hier die Kombination Mutter-Tochter untersucht wurde.)

Im Zeitalter der modernen Telekommunikation geht es jedoch auch anders. Es genügt nämlich anscheinend das »Fernkuscheln«. Denselben Effekt auf den Oxytocinspiegel fanden die Forscher nämlich auch dann, wenn die Mädchen nach der Stresssituation mit der Mutter nur telefonierten. Was als Plädoyer für das Handy in der Schule verstanden werden könnte, sollte nicht überstrapaziert werden. Spätestens in einer Partnerschaft kann es kontraproduktiv sein, wenn man mitten in einem Streit zum Telefon greift und die Mutter anruft.

Die Forscher wollten zudem wissen, ob das Ganze auch über SMS-Kontakt oder einen Chat funktioniert. Die Antwort: Tut es nicht, selbst bei eindeutigen Kürzeln, wie HUK (»Hugs and Kisses«), die die Umarmung verbalisieren. Hier ist also die Grenze erreicht, bis zu der man seinen Hormonen vorgaukeln kann, dass ein vertrauter Artgenosse zugegen ist.

Stress-Chillout mit Alkohol und Zigaretten

Es gibt auch Alternativen zur Kontaktaufnahme mit der Mutter, mit denen Stress abgebaut werden kann. Manche schwören in solchen Situationen auf den kleinen Flachmann. Tatsächlich kann Alkohol den Cortisolspiegel senken. Er steigt umgangssprachlich rasch zu Kopf, gelangt also schnell über die Blutbahn ins Gehirn und wird dort in Zucker umgewandelt. Damit ist genug Energie vorhanden und die Steuerungshormone unterdrücken die weitere Ausschüttung von Cortisol aus der Nebennierenrinde. Der Blutzucker wird jedoch rasch abgebaut, die Stresshormone verlangen nach mehr und »Johnnie Walker« liefert prompt.

Auch die Zigarette danach ist eine weit verbreitete Stressbewältigungsmethode. Raucher berichten, dass das funktioniert. Nichtraucher allerdings nicht. Es ist also weniger die Zigarette, die das Wundermittel gegen Stress ist, sondern vielmehr die erlösende Unterbrechung des beginnenden Nikotinentzugs. Außerdem weiß man sonst nicht, was man mit seinen Händen tun soll, was nervös machen würde.

Übrigens: Schwarzem Tee wird eine ähnliche Wirkung zur Senkung des Stresspegels nach einer Belastungssituation zugeschrieben.

Für Antialkoholiker und Nichtraucher mit einem Bindungsproblem zu ihrer Mutter wäre das Getränk also einen Versuch wert.

Hormonstrategien gegen Stress

Eine deutsche Studie konnte zeigen, wie man aus Stresssituationen rauskommt. Das Ergebnis: Je öfter man sich ein und derselben Herausforderung stellen muss, desto geringer die Ausschüttung des Stresshormons Cortisol. Im konkreten Fall sollten die Probanden eine Rede vor Publikum halten. 70 Prozent jener Personen, die das immer wieder machen mussten, hatten am Ende weniger Cortisol im Blut als zu Beginn. Wen wundert's. Und obwohl uns solche banalen Erkenntnisse durchaus geläufig sind, leben wir nicht nach ihnen. Trotz der Furcht, sich mit dem Chef in die Haare zu kriegen, fordern wir eine solche Situation nicht täglich heraus. Stattdessen üben wir uns im Vermeidungsverhalten – so erreichen wir sicher keine Senkung des Stresslevels. Vor allem, wenn man den Chef nicht vermeiden kann. Oder den Partner. Oder sich selbst. Statt uns mit uns selbst immer wieder aufs Neue auseinanderzusetzen, versuchen wir oft, uns aus dem Weg zu gehen. Das kann auf Dauer nicht gut gehen.

Nichtsdestotrotz können Horrorfilme durchaus ein gutes Training zur besseren Stressbewältigung sein, stellten britische Forscher unlängst fest. Ob Situationen »furchteinflößend« sind, bewertet die Amygdala. Die Angst sitzt daher weniger im Nacken als im Mandelkern. Ein Gruselschocker bedient diesen Mechanismus: Die Amygdala erkennt Mumien und Kettensägen als vermeidungswürdig an, gleichzeitig weiß man sich jedoch im weichen Kinosessel weitgehend sicher vor den Untoten und auch in Bezug auf die Nahrung mit einem Kübel Popcorn für die Dauer des Filmes gut versorgt. Also kein Grund zur Angst, sondern zum Genuss. Das wiederholte Verknüpfen dieses positiven Gefühls mit den stressauslösenden Bildern führt verhaltenstherapeutisch gesehen zu einer Desensibilisierung. So kann man in Zukunft gelassen über den Friedhof gehen oder ruhig Blut bewahren, wenn sich ein Alien aus dem Arbeitskollegen herausschält. Ob so etwas generell als Prävention zur besseren Verarbeitung von Stresssituationen empfohlen werden kann, ist allerdings fraglich.

Wenn Sie also eine Lehre aus diesem durchaus erkenntnisreichen Buch ziehen wollen, dann jene, sich den Dingen zu stellen. Immer und immer wieder. Bis sie einem so geläufig werden, dass Sie während Ihrer Chefbegegnung nebenher ein Sudoku lösen könnten, beziehungsweise es auch tun, wenn Sie nicht allzu sehr an Ihrem Job hängen.

Noch ein paar Überlegungen zum gestressten Menschen

Was stresst Sie am meisten? Im Stau zu stehen? Die Patchwork-Familie zu Weihnachten unter einen Hut zu bringen, ohne dass er Ihnen brennt? Oder wenn die ältere Dame vor Ihnen an der Supermarktkasse mit einzelnen Cents bezahlt?

Bauchentscheidungen

Der portugiesische Neurowissenschaftler *António* Damásio, bekannt durch seine Arbeiten zur Bewusstseinsforschung, spricht hier von »somatischen Markern«. Diese sollen uns helfen, Entscheidungen zu treffen, bevor wir Entscheidungen treffen müssen. Im emotionalen Erfahrungsgedächtnis, bei dem wieder mal die Amygdala, der Mandelkern, mit von der Partie ist, soll Erlebtes gespeichert werden, und zwar auf einer Ebene, die unbewusst ist, als Gefühl oder Körperempfindung. Dabei wird jede Erfahrung auch bewertet und den Kategorien »Gut für mich« oder »Kann ich gerne drauf verzichten« zugeordnet. In dem Moment, in dem wir erneut diese oder eine ähnliche Erfahrung machen, werden angenehme oder unangenehme Signale ausgesandt, also positive oder negative somatische Marker.

Das funktioniert sogar, wenn wir uns eine Situation nur vorstellen: Versuchen Sie es einfach mal und denken Sie an ein für Sie schreckliches oder belastendes Erlebnis. Nein, nicht gleich weiterlesen, sondern ausprobieren! Und? Möglicherweise spüren Sie einen Kloß im Hals, ein unangenehmes Kribbeln in der Magengrube oder merken, dass sich Ihre Nackenhaare aufstellen. Bemerken Sie ein Lächeln auf den Lippen, haben Sie gemogelt oder Sie sollten wieder mal Ihren Therapeuten konsultieren. Doch Sie spüren, was mit somatischen Markern gemeint ist. Und Sie spüren die Wirkung der Hormone, die sich von Ihnen haben täuschen lassen. Das geschieht ihnen recht, denn sonst hätten sie uns voll und ganz im Griff.

Am ehesten kann man das, was die somatischen Marker auslösen, mit »Bauchgefühl« umschreiben. Immerhin ist die Amygdala direkt über Nervenverbindungen mit dem Nervengeflecht des Verdauungssystems (»Darmhirn«) verbunden. Der Körper gibt, basierend auf Erfahrungen, seinen nonverbalen Senf dazu. Und da die Erfahrungen mitunter schon aus sehr frühen Zeiten stammen, können manche verstaubt und nicht mehr ganz aktuell sein. Das Gehirn ist aber lernfähig, »plastisch«, wie es so schön heißt, und imstande, bei entsprechender Übung, alte Marker zu löschen und neue hinzuzufügen.

Geben wir unseren Bauchentscheidungen also eine Chance. Auch, wenn sie manchmal in die Hose gehen: Sie machen auf jeden Fall mehr Spaß.

Ach ja, wir wollen nicht mit einem Hangover gerade heraufbeschworenen schlechten Gefühls im Text fortfahren. Also denken Sie bitte an etwas Schönes, an das größte Lebensglück, das Ihnen je widerfahren ist. Und genießen Sie, was Ihnen Ihr Körper sagt. Muss ja nicht gleich ein von Feen und Elfen getragenes Gefühl der Wärme und Geborgenheit im Einklang mit dem Universum sein. Aber zumindest ein Empfinden wie nach dem Abgang eines schmerzhaften Windes. Das können sich auch die Männer vorstellen.

Stress macht blöde

Im Jahr 2003 konnten Forscher aus Wisconsin zeigen, dass gut gelaunte Menschen nach einer Grippeimpfung mehr Antikörper bildeten und damit besser darauf ansprachen. Was immer man damit anfangen mag – sei es, sich vor der nächsten Impfung in gute Laune zu saufen oder sich vom Arzt einen Witz erzählen zu lassen, bevor er die Nadel in den Oberarm rammt –, die Erkenntnis zeigt, was man eigentlich ohnehin weiß: Geht's dem Geist gut, geht's dem Körper gut. Und umgekehrt.

Stress ist ein Paradebeispiel fürs »und umgekehrt«. Denn die beschriebene hormonelle Achse zwischen dem Gehirn und der Nebenniere spielt darin eine zentrale Rolle (erinnern wir uns: Dort werden Adrenalin, Noradrenalin und Cortisol produziert, also die Stresshormone par excellence). Je nach Stressdauer und -intensität kommt es von leichten Stimmungsschwankungen bis zu massiven Um- und Abbauprozessen im Gehirn. Ein länger dauernder Stress führt bereits zu einer Veränderung der synaptischen Plastizität, also des Erregungslevels in den Schaltverbindungen des Gehirns. Da braucht es dann nur noch das berühmte Pfefferminzblättchen im Monty Pythonschen Sinn, um den Menschen zum Platzen zu bringen. Eine dauergestresste Person im Büro um einen Tacker zu bitten, kann für den Bittsteller böse ausgehen. Die Synapsen sind derart sensibel eingestellt, dass selbst die nett gemeinte Formulierung des Chefs »Das haben Sie aber gut gemacht« einen Weinkrampf auslöst, da man es ja nur »gut«, nicht aber »sehr gut« gemacht hat.

Dauerhafter starker Stress führt bereits zu morphologischen Veränderungen, da werden neue Bahnen montiert, Verästelungen gebildet und Hirnareale miteinander verschaltet. So etwas ist nicht mehr so leicht rückgängig zu machen.

Starker chronischer Stress soll sogar neurotoxisch sein. Also Gift für das Hirn. Und hat damit jene negativen Effekte, die man dem Alkohol und den Zigaretten vorwirft. Die Frage, ob man zur Entspannung rauchen oder trinken sollte und dafür ein paar Gehirnzellen lieber dem Genuss statt dem Stress opfert, muss jeder für sich selbst beantworten.

Ein Leben voller Stress

Ereignisse, die mit Stress verbunden sind, sollen sich je nach Alter auf unterschiedliche Areale im Gehirn auswirken. In den ersten beiden Lebensjahren sind etwa die Amygdala (der Mandelkern) und der Hippocampus stresssensibel, Teile des limbischen Systems, in dem die Gefühlswelt zu liegen scheint. Also kein unguter Stress in dieser Zeit, denn das erschüttert nachhaltig das Urvertrauen. Dass die Eltern selbst in den ersten beiden Lebensjahren des Nachwuchses oft unter Schlaflosigkeit und chronischem Stress zu leiden haben, steht auf einem anderen Blatt geschrieben.

In der Pubertät wiederum soll ein anderer Teil des Gehirns Stress sehr schlecht verkraften können, nämlich der präfrontale Kortex. Das klingt plausibel. Denn dieses Areal ist unter anderem für die emotionale Balance zuständig. Schädigungen in diesem Bereich können zur »frontalen Enthemmung« führen, bei der Triebverhalten und Aggressivität völlig unkontrolliert zutage treten können. Wer im stolzen Besitz eines Kindes im Teenageralter ist, weiß, dass bereits geringe Konflikte zum kurzfristigen Ausfall dieser Strukturen führen können. Die Äußerung »Hey, Alter, mach keinen Stress« ist also keine patzige Unhöflichkeit eines Teenagers, sondern ein ganz banaler Schutzmechanismus zur Bewahrung des eigenen Emotionszentrums. Daher ist in diesem Alter des Kindes besondere Umsicht geboten, um dem zarten heranwachsenden Pflänzchen auch ein »Fick dich doch ins Knie« zu vergeben und mit einer Gelassenheit zu begegnen, die den Dalai Lama vor Neid erblassen ließe: »Es sind nur die Hormone, es sind nur die Synapsen …« Und wieder einmal steht die Tatsache, dass die Eltern in diesen Lebensjahren des Nachwuchses unter Schlaflosigkeit und chronischem Stress zu leiden haben, auf einem anderen Blatt geschrieben.

Dies führt uns nun zu einem für Erwachsene ab 35 besonders stresssensiblen Bereich. Es ist wieder der Hippocampus. Dummerweise das Areal, das für das Gedächtnis verantwortlich zeichnet. Den chronischen Dauerstress, den wir im Laufe der Erziehung durch Schlafmangel, Chauffeurdienste oder Vorsprachen bei erbosten Klassenlehrern aufgebaut haben, müssen wir in der Blüte unseres Lebens damit büßen, dass wir blöde werden. Wir beginnen Dinge zu vergessen, von denen wir dachten, dass sie uns erst im fortgeschrittenen Stadium einer Altersdemenz abhandenkommen. Wir suchen die Brille, die uns auf der Nase sitzt, finden unsere Autoschlüssel nicht, obwohl wir sie hundertprozentig auf den Tisch gelegt haben, wir bemerken in den letzten fünf Minuten eines Filmes, dass wir ihn schon einmal gesehen hatten.

Die Äußerung unseres Teenagers »Biste blöde, oder was …?« drückt also nichts weiter als eine nüchterne Beobachtung aus.

Der Mensch: vom Wildtier zum Pantoffeltierchen

Eine der Errungenschaften des modernen Großstädters ist, seine natürlichen Feinde, zumindest jene, die man auch ohne Mikroskop sehen kann, weitgehend ausgerottet zu haben. Also wilde Tiere, unberührte Natur oder frische Luft. Der Mensch von heute ist selten auf der Flucht, die Lebensgefahr hält sich in Grenzen (vor allem seit man auch beim Schieben des Einkaufswagens einen Sturzhelm tragen muss) und er muss kaum Entbehrungen auf sich nehmen. Die Jagd nach Nahrung endet meist beim Kühlschrank, im schlimmsten Fall im Supermarkt. All das sollte glücklich machen. Tut es aber nicht. Nicht einmal das Privileg, nicht in einem Krisengebiet leben zu müssen, kann uns fröhlich stimmen. Vielmehr empfinden viele gähnende Langeweile.

Auch der Körper bekommt all das, was er möchte. Und noch mehr. Das Schlaraffenland ermöglicht die Zufuhr von Essen, sobald man nur den Mund aufmacht. Er wird zugedeckt, wenn ihm kalt ist, notfalls sogar mit einer Heizdecke, selbst wenn die klimatisierte Raumtemperatur bei konstanten 24 Grad liegt. Die Dinge, die er zu sich nimmt, sind nicht nur sauber, sondern auch hygienisch rein, sodass auch das Immunsystem kaum etwas zu tun hat. So wird auch dem Körper zunehmend langweilig.

Zwar wissen die belesenen Eltern, dass bei ihren Kindern erst aus der Langeweile heraus Kreativität entsprießen kann. Doch wem langweilig ist, der kommt auch auf dumme Gedanken. So beginnt das Immunsystem, das zu wenig zu tun hat, sich damit zu beschäftigen, auch gegen harmlosere Feinde, wie Birkenpollen, Erdbeeren oder Lebenspartner, vorzugehen und eine Allergie zu entwickeln.

Auch das Stress-Regulationssystem kann nur schwer damit umgehen, dass es nicht in vollem Ausmaß agieren darf: Kein Wegrennen, keine Schlägerei, alles nicht mehr erlaubt in der heutigen Zeit. Denn die übergeordneten Zentren im Gehirn, diese Warmduscher, diese junge Generation an Nervenzellen, die keine verdammte Ahnung von der Weite der Steppe mehr haben, schieben die alten, erfahrenen Hirnareale, die noch wissen, wie man eine ausgewachsene Raubkatze über die Schulter wirft, aufs Abstellgleis. »Warum haust du diesem überschätzten und untersetzten Gockel von Vorgesetzten nicht eine rein? Dann ginge es dir besser. Oder renn wenigstens weg. Das ist nicht feige, das macht dich frei! Aber du sitzt stumm da, lässt dich von oben bis unten anpinkeln, bedankst dich auch noch dafür und kommst am nächsten Tag wieder in die Arbeit. Wundert es dich, dass du da unrund wirst?«, fragen die alten, erfahrenen Hirnareale.

Wir haben viele Jahrtausende gebraucht, um aus dem Wildtier Mensch einen Stubenhocker zu machen. Aggression ist zu Recht verpönt und es ist beruhigend, dass die Lynchjustiz, abgesehen mittels Berichten von Boulevardmedien, kaum mehr praktiziert werden darf. Doch muss man auch jenen Hirnarealen, unserem »Reptilienhirn«, den – wie es Gerald Hüther nennt – älteren Netzwerken, Rechnung tragen, um nicht innerlich zerrissen zu sein. Also auf ins Abenteuer! Selbst, wenn es nur darin besteht, sich beim kommenden Strandurlaub ausnahmsweise einmal eine Reihe hinter seinen Stammplatz zu legen.

Das Hormon-Business

Die Endokrinologen

Früher war alles einfacher. Das sagen nicht nur die heutigen Elterngenerationen, die mit großen Augen die Welt von Facebook und Twitter nicht verstehen, das sagt auch die heutige Politikergeneration, die vor den Untersuchungsausschüssen mit großen Augen die Welt der Korruption nicht begreifen will. Und das sagen auch jene Ärzte, die sich mit Hormonen beschäftigen.

Alles ist so kompliziert

Gab es vor einigen Jahrhunderten noch die Universalgelehrten, die das aktuelle Wissen der Welt im kleinen Finger hatten oder zumindest so taten, als ob, so ist dies heute bei Weitem nicht mehr möglich. Auch wenn einige Prominente aus Kultur, Sport und Wissenschaft den Nimbus des Universalgelehrten ausstrahlen, sodass sie stets um ihre Meinung zu Themen wie »Weltfriede«, »Kindererziehung« oder »Fußpilz« gebeten werden.

In alten Zeiten konnten die Menschen Orakel befragen, wenn sie nicht weiter wussten. Da es oft keine berufeneren Experten gab, wurde deren Prognose auf die Goldwaage gelegt und so wurde aufgrund von im Suff getroffener Aussagen schon so mancher Krieg begonnen.

Und auch in der Medizin hat sich vieles getan, vieles zum Guten, manches wurde jedoch einfach nur komplizierter. Wollte man früher medizinischen Rat, so ging man zum Arzt. Fertig. Heute braucht man einen Experten alleine dafür, herauszufinden, zu welchem Arzt man mit einem bestimmten Leiden gehen muss. Wer weiß wirklich, für was ein Urologe tatsächlich zuständig ist, oder ob ein Orthopäde auch rückgratlose Menschen behandeln kann.

Die Zeiten, in denen man bei einer Krankheit einfach den Hausarzt zu sich rief, der kam, sah und behandelte, sind vorbei. Im Normalfall kommt er zwar und sieht sich die Sache an, behandeln lässt er dann jedoch meist einen Kollegen, der das »besser kann«. Das Spiel geht weiter, denn auch der Facharzt, der das angeblich besser kann, überweist oft an einen Experten weiter, der sich damit wirklich auskennt.

Hormonexperten

Am Beispiel des Forschungs- und Behandlungsgebiets der Hormone sieht man deutlich, wie viele sich nicht auskennen wollen. Denn so zahlreich die Hormone, so zahlreich auch die Experten. Die treffliche Formulierung des Mediziners Julius Tandler (1869–1936) aus dem alten Wien »Der Mensch hat viele Öffnungen. Und vor jeder lauert ein Spezialist!« gilt ganz ähnlich auch für die Hormone.

Denn auch die goldene Ära der Gynäkologen ist vorbei, die mit der Frau automatisch auch deren hormonelle Unstimmigkeiten therapieren konnten. Das Thema ist heute viel zu komplex, als dass es ein einzelner Frauenarzt überschauen könnte. Daher gibt es die gynäkologischen Endokrinologen, die hier ausreichend scharfen Senf dazugeben können. Doch auch in ihren Reihen gibt es noch Experten, die sich auf Zyklus, Pubertät oder Klimakterium spezialisiert haben. Es ist eigentlich nur eine Frage der Zeit, bis man zu einem »Facharzt für gynäkologische Endokrinologie des linken Eierstocks« geschickt wird.

Der gute alte Hausarzt und seine Patienten verfolgen staunend diese Entwicklung und sehnen sich die Welt wieder ein wenig einfacher.

Zu viele Hormone für einen Arzt

Tatsächlich ist die Berufsbezeichnung »Endokrinologe« ein wenig verwirrend. Im Normalfall handelt es sich dabei um einen Mediziner, der sich mit dem Stoffwechsel auseinandersetzt. Also vor allem mit dem Hormon Insulin und damit mit der Krankheit Diabetes mellitus. Für die Sexualhormone sind die Gynäkologen und die Urologen beziehungsweise die Andrologen, also die Männerärzte, zuständig. Den Schilddrüsenhormonen nimmt sich meist auch eine spezialisierte

Gruppe von Internisten an. Den Rest des hormonellen Kuchens dürfen dann alle verputzen: An Stress- und Glückshormonen darf sich sogar der gute alte Hausarzt versuchen – bis auf Widerruf durch den »Facharzt für Stress- und Glücksmedizin«.

Gute Geschäfte

Die Praxis, einem kranken Menschen zur Heilung Hormone zu verabreichen oder zumindest Dinge, die Hormone enthalten, hat bereits eine lange Tradition. Die Praxis, auch gesunden Menschen Hormone zu verabreichen, ebenso. Auf der Suche nach dem Jungbrunnen wurden im Laufe der Geschichte bereits abenteuerliche Wege eingeschlagen, um jene hormonellen Regulationsmechanismen, die den Körper bereits in Rente geschickt hätten, auszutricksen und vorzugaukeln, man wäre gerade erst der Pubertät entkommen.

Das gefällt den Menschen, denn der Wunsch nach dem ewigen Leben ist ähnlich stark ausgeprägt wie der Wunsch nach dem Einfamilienhaus. So wurden Hoden-Extrakte von Hunden oder Meerschweinchen verwendet, man aß sich quer durch den Drüsengarten der Tierwelt, man spritzte sich Substanzen unter die Haut und schmierte Tinkturen darauf, bis diese Haut geschmeidig war oder sich vor Schreck ablöste.

Ende des 19. Jahrhunderts gelang es erstmals, die Struktur dieser hormonellen Substanzen zu entschlüsseln. Damit stand der synthetischen Herstellung und dem ganz, ganz großen Geschäft nichts mehr im Wege. Die Beschreibungen zur Wirksamkeit dieser Mittel waren damals noch sehr märchenhaft, versprachen das Blaue vom Himmel, Schönheit, Jugend und eine mörderische Potenz. Das hat sich bis heute nicht geändert.

Klassiker Kortison

In den ersten Jahren des 20. Jahrhunderts gelang es, Adrenalin als erstes Hormon synthetisch herzustellen. Mit Anfang der 1920er-Jahre folgte Insulin, das vorerst aus den Bauchspeicheldrüsen von Rindern und Schweinen isoliert wurde. Viele davor todgeweihte Patienten, die an Diabetes erkrankt waren, verdanken der Nutzbarmachung von

Hormonen ihr Leben. Dann kam auch Kortison, also jenes als Stresshormon bekannte Cortisol in Tablettenform. Studiert man die Originalarbeiten von den ersten Anwendungen vor über 70 Jahren, so klingt das wie eine Wunderheilung: Schmerzen weg, Entzündung weg, Asthma weg, Bedenken weg. Die Begeisterung war groß und Kortison wurde zu Beginn noch recht unkritisch verabreicht, wobei auch heute noch der Beginn nicht zu Ende ist. Elvis Presley dürfte einer der ersten und wohl auch einer der besten Kunden gewesen sein, bevor er 42-jährig an Herzversagen starb. In seinen letzten Jahren war er massiv aufgedunsen, eine typische Nebenwirkung dieses Nebennierenhormons. Und es sollte hier keine Missverständnisse geben: Kortison führt nicht zur ewigen Jugend. Auch, wenn Elvis lebt.

Spiel mit dem Feuer

Natürlich war man sich stets bewusst, dass man vorsichtig mit einer Hormontherapie sein musste. Dass die Präparate eigentlich nur wirklich kranken Personen vorbehalten sein sollten. Nach strenger medizinischer Indikation. Doch die Menge an Diabetikern und anderen kranken Personen ist überschaubar und nichts gegen die Menge aller Menschen. So war bald schon die Hoffnung der Hormonforschung, Elixiere zu finden, die für die gesamte Menschheit beglückend sind, zu mehr Jugendlichkeit und Stärke verhelfen und damit bei 100 Prozent der Kunden Anklang finden.

Das ist bis heute so. Wann immer der Wirkungsmechanismus eines Hormons entschlüsselt wird, fragt sich der Mob: »Was hab ich davon?« Dass die Forscher mit diesen Erkenntnissen jedoch oft weiter nichts anderes vorhaben, als sich zu habilitieren und eine gesicherte Professur zu erlangen, darüber denken die Menschen oft gar nicht nach. Den Forschern genügt es meist, einen Wirkmechanismus entschlüsselt, einen neuen Hormonrezeptor-Untertyp mit einer exotisch klingenden Bezeichnung gefunden zu haben. Die weitere Interpretation dazu überlassen sie dann anderen Experten, wie Werbestrategen und Journalisten der Klatschpresse.

Nun werden die Mythen aufgebaut (die auch in diesem Buch vielerorts zu finden sind, immerhin sollen Sie ja auch mit ausreichend Stoff für den nächsten Stammtisch versorgt werden). Ein Hormon steigert dann nicht mehr nur den Grundumsatz einer bestimmten Zelle, es bekommt plötzlich auch schillernde Namen, wie »Kuschelhormon«, »Sexhormon«, »Reichtumshormon« oder »Universalgenie-nun-in-der-großen-drei-zum-Preis-von-zwei-Vorteilspackungs-Hormon«. Die Erwartungshaltungen sind groß – und meistens völlig überzogen. Welche großen Hoffnungen machte man sich etwa beim Melatonin als Mittel gegen Jetlag, Schlafstörungen und Depressionen, das als Doping von Schichtarbeitern die Wirtschaft ankurbeln sollte. Wie groß war vor zwei Jahrzehnten der Hype beim Östrogen, als es als das Nonplusultra für Frauen vor, nach und während dem Wechsel galt, gegen Hitzewallungen, kalte Füße oder lauen Magen empfohlen wurde und zudem noch gut für Haut, Psyche und Herz- Kreislauf-System schien.

Die Hormonersatztherapie, so sind sich die Experten und die guten Kopfrechner unter den Laien einig, macht auf jeden Fall dann Sinn, wenn ein Hormonmangel vorliegt. Also zu wenig Insulin (Diabetes), Schilddrüsenhormon (Hypothyreose) oder Erythropoetin (Lance Armstrong). Die Experten sind sich jedoch absolut uneins, wenn es um die Sinnfrage geht, Hormone in einen halbwegs normal funktionierenden Organismus zu leeren.

Haferbrei macht sexy

Das Geschäft mit den Hormonen blüht. Vor allem jenes, das abseits der Krankenhäuser und der ärztlichen Spielverderber betrieben wird: Über das Internet werden unzählige Hormonpräparate angeboten, die der jeweiligen Zielgruppe zu mehr Schönheit, Kraft und Lust verhelfen sollen. Meistens funktioniert das nicht, denn in vielen Präparaten ist außer Zement, Spülmittel und Gelatine nicht viel drin. Und jene Mittel, die tatsächlich Hormone enthalten, sind hinsichtlich ihrer Wirkung auf den Anwender unberechenbar. Spätestens, wenn die Brusthaare sprießen, sollten Sie als Frau daran denken, das gepriesene Anti-Aging-Hormon eine Zeit lang zu pausieren oder sich ein Epiliergerät zuzulegen.

Vor allem Geschlechtshormone werden gerne bestellt, da sie naturgemäß einen großen Einfluss haben auf Libido, Potenz und alles, was so dazugehört. Nur manchmal ist nichts drin in den teuren Pillen.

Und dieses »Nichts« das kann für die Konsumenten mitunter sogar lebensrettend sein.

Als Alternative zu dubiosen Produkten, die androgen wirkende Substanzen enthalten sollen, wie »Lust Plus«, »Scharfmacher« oder »Potenz in der Tube«, können Sie auf die guten alten Hausmittel zurückgreifen: Als Phytoandrogene gelten Ginseng und Haferflocken. Ein wenig Haferbrei macht also mindestens ebenso sexy wie gekochter Stierhoden, der keinerlei Wirkung hat (außer für den Stier, in nicht gekochtem Zustand).

Doping – besser mogeln mit Hormonen

Im Zweiten Weltkrieg gelang es erstmals Wissenschaftlern, anabole Steroide, das sind synthetische Ableger des Testosterons, künstlich herzustellen. Es dauerte nur etwa zehn Jahre, bis das männliche Sexualhormon nach seiner Markteinführung im Leistungssport und Bodybuilding-Bereich missbräuchlich verwendet wurde.

Stierhoden war gestern

Nicht, dass man nicht schon früher auf die glorreiche Idee gekommen wäre, sich mit Sexualhormonen einen kleinen Startvorteil zu verschaffen. Denn bereits bei den Olympischen Spielen der Antike wurde auf die leistungsfördernde Wirkung von Stierhoden zurückgegriffen.

Wiederentdeckt wurde das antike Testosteron-Doping vor etwas mehr als einem Jahrhundert. Zwei österreichische Wissenschaftler, der spätere Chemienobelpreisträger Fritz Pregl und der Physiologe Oskar Zoth, stellten Ende des 19. Jahrhunderts »orchitisches Extrakt« aus Stierhoden her. Das Mittel injizierten sie sich gleich mal im Selbstversuch. Hier ist jedoch nicht von unschuldiger Wissenschaft auszugehen. Die beiden Forscher waren selbst aktive Berg- und Radsportler und stellten fest: Was mit Training gut erzielt werden kann, geht mit Training plus Stierhoden um einiges besser. Mit der synthetischen Herstellung im Zweiten Weltkrieg sollten vorerst müde Kriegsgefangene wieder aufgepäppelt werden, etwas später bereits müde Rennpferde und müde Athleten.

Dass Doping mit Hormonen, Amphetaminen oder Opiaten gesundheitlich nicht optimal war, zeigte sich an den daran verstorbenen Sportlern. Dass es auch moralisch nicht einwandfrei war, fanden die USA in den Zeiten des Kalten Krieges, als die Sowjetunion (etwa bei den Sommerspielen in Helsinki 1951) satte 71 Medaillen nach Hause nehmen durfte. 1968 wurden erstmals in Mexiko im Rahmen der Olympischen Spiele Dopingkontrollen durchgeführt. Dieses nette Ritual gehört auch heute noch zum Sport und die Sportler setzen alles daran – auch als positives Zeichen für die Jugend –, sich nicht erwischen zu lassen. Schließlich will ja niemand als »Infusions-Flasche« gelten.

Stierhoden waren gestern. Heute begnügt man sich im Leistungsdoping nicht mehr mit der Gabe verbotener Substanzen zum Athleten-Tuning. Man geht bereits einen Schritt weiter und lässt den Körper selbst, durch Genmanipulation, die erwünschten Substanzen produzieren. Die Tester hinken den Tricksern immer ein paar Jahre hinterher. Zeit genug, um Preisgelder zu scheffeln, Sponsoren zu rekrutieren und das erwirtschaftete Vermögen auf den Kaimaninseln zu parken, bevor man überführt wird, reumütig die Pokale retourniert und mit der Autobiografie »Ich bin ein Doping-Sünder« als Buch und Hörbuch nochmals ordentlich ins Goldtöpfchen langt.

Anabolika machen halbe Männer

In der Vieh- und Bodybuilderzucht haben sich vor allem die anabolen Steroide, kurz Anabolika, bewährt. Sie wirken »anabol«, das bedeutet, sie bauen den Körper auf, fördern die Produktion von Proteinen und machen die Muskeln dick. Bekannteste Vertreter sind hier das männliche Sexualhormon Testosteron und künstlich hergestellte Steroide, die diesem ähnlich sind. Daneben kommen auch Wachstumshormone (nomen est omen) und Substanzen, die den Sympathikus aktivieren (nomen est nix omen), zum Einsatz.

Das männliche Sexualhormon kann das Muskelwachstum anregen und die Leistungsfähigkeit erhöhen. So weit, so sinnvoll für den Leistungssport, gilt es allein, besser als die Gegner zu sein. Doch Vorsicht. Die Einnahme hoher Dosen von Testosteron über einen längeren Zeitraum kann gravierende Gesundheitsfolgen haben. Innerlich kann der Doping-Sünder Probleme mit Herz, Kreislauf und Leber bekommen, äußerlich wird er mit Akne in die Pubertät zurückversetzt.

Wer glaubt, durch die Einnahme männlicher Hormone und hormonähnlicher Substanzen der beste Bulle der Stadt zu werden, irrt gewaltig. Denn während auf der einen Seite die Muskeln dicker werden, schrumpfen auf der anderen Seite die Hoden, die Haare fallen aus, die Spermienproduktion wird bis zur Unfruchtbarkeit runtergeschraubt. Impotent kann man auch werden. Dazu kommt noch eine Gynäkomastie, also das Wachstum der Brüste. Das alles ist gerade nicht ausreichend genug, um beim Damenbewerb anzutreten. Grund für diese eigentlich paradoxe Wirkung ist, dass der Körper versucht, den hohen Spiegel von Testosteron auszugleichen, indem er die Produktion von Östrogen erhöht.

Frauen, die mit diesen anabolen Steroiden experimentieren, dürfen sich hingegen bald schon täglich rasieren, generell über verstärkte Körperbehaarung freuen und im Kirchenchor vom Sopran zum Bariton versetzen lassen. Denn Testosteron lässt auch nach der Pubertät die Stimmlage tiefer werden (umgekehrt geht das nicht). Das vorurteilsbehaftete Bild, das man seinerzeit von den russischen Damenmannschaften hatte, kann also hier nur bestätigt werden.

Wachstumshormone – schwierig nachzuweisen

Im Spitzensport äußerst beliebt ist auch das Wachstumshormon Somatotropin (HGH). Es führt nach Beendigung des Körperwachstums in die Länge zum Muskelwachstum in die Breite. In Kombination mit Insulin erreicht man eine beachtliche Steigerung der Energiebereitstellung. Verglichen mit den Anabolika ist es jedoch weitaus schwieriger nachweisbar, da es natürlicherweise im Körper vorkommt. Zudem hält die Wirkung wochenlang an, das HGH-Doping ist aber nur in einem kurzen Zeitfenster von etwa 48 Stunden sichtbar.

Obwohl es bereits 1999 erstmals einem Münchner Team gelang, den Nachweis für das Tricksen zu liefern, traute man sich erst elf Jahre später, einen Sportler zu überführen, ohne befürchten zu müssen, dass die juristisch anfechtbaren Tests von den Anwälten zerpflückt werden. Erwischt hat es übrigens den englischen Rugbyspieler Terry Newton, der sich rühmen durfte, der erste auf Somatotropin ertappte Mensch gewesen zu sein (»Ein kleiner Shit für die Menschheit, ein großer für mich«).

Weitaus leichtere Beute stellt für die Doping-Jäger das Hormon HCG (humanes Choriongonadotropin) dar. Es kurbelt bei Männern die Testosteronproduktion an. Da es im Normalfall jedoch nur von Frauen im Rahmen einer Schwangerschaft produziert wird, kommt der Sünder rasch in Erklärungsnot. Vor allem, wenn er ledig ist.

Erythropoetin – das Hormon, aus dem die gelben Trikots sind

Dass Blut gut für einen Sportler ist, wissen die Menschen schon seit Urzeiten, da sie rasch erkannten, dass ein Mensch ohne Blut nicht so rasch laufen kann und auch sonst nicht allzu gesund aussieht.

Blut ist bekanntlich dicker als Wasser und sorgt dafür, dass wir uns gezwungen sehen, selbst für die misanthropischsten unserer Verwandten ein gewisses Verantwortungsgefühl zu empfinden. Blut wird aber auch bereits seit Jahrtausenden als Therapie eingesetzt. Oder als Ritus. Das Trinken von Blut eines bezwungenen Gegners würde jedoch bei heutigen Sportveranstaltungen etwas befremdlich wirken. Dennoch möchten einige Sportler auf die kräftigende Wirkung dieses Lebenssafts nicht verzichten.

Besonders beliebt und bekannt ist die Dopingsubstanz Erythropoetin, liebevoll auch EPO genannt. Es ist ein Hormon, das von der Niere produziert wird und dafür sorgt, dass es Dinge »rot macht« (so die Übersetzung des Namens und vielleicht eine Erklärung für die Gesichtsverfärbung ertappter Doping-Sünder).

Mit Rezeptoren für dieses Hormon sind vor allem die Stammzellen im Knochenmark ausgerüstet. Aus diesen Zellen entstehen die roten Blutkörperchen, die Erythrozyten. Zudem soll Erythropoetin auch deren Qualität und damit die Sauerstoffabgabe im Gewebe verbessern. Industriell wird es heute gentechnisch hergestellt und hilft Menschen mit kaputten Nieren, die das Hormon nicht mehr ausreichend produzieren können, oder Krebspatienten, die an Anämie leiden, also an Blutarmut.

Mehr rote Blutkörperchen zu haben, bedeutet tatsächlich, dem Körper zu einer besseren Leistung zu verhelfen. Schließlich transportieren die Erythrozyten mit ihrem Hämoglobin die Sauerstoff-Passagiere von der Lunge in die Muskelzellen. Sind die Hämoglobin-Schiffe voll, ist das Limit erreicht. Hat man jedoch eine größere Flotte, kommt mehr Sauerstoff ans Ziel und kann verfeuert werden.

Das geht auf zwei Wegen: Man kann den Körper selbst anregen, mehr Erythrozyten zu produzieren. Etwa, indem man sich eine Zeit lang in dünner Luft aufhält. Die Chefetage reicht noch nicht, zumal die Luft hier eher sogar dicker als unten ist, man muss noch weiter hinauf. Zumindest physisch.

In einer Höhe von 3500 Metern über dem Meeresspiegel ist der Sauerstoffgehalt in der Luft bereits um 40 Prozent reduziert. Kurzfristig gerät der Körper in Panik, schüttet Stresshormone aus, Herzschlag und Atmung erhöhen sich, um dennoch die gewohnte Menge Sauerstoff in die Zellen pumpen zu können. Hält man sich ein paar Tage an sehr hoch gelegenen Orten auf, so kompensiert der Organismus den Mangel, indem er mehr rote Blutkörperchen als Reiseschiffe für den Sauerstoff produziert. Sportler betreiben deshalb Höhentraining. Das verbesserte Sauerstoffangebot im Blut kurbelt die Energiegewinnung über das Adenosintriphosphat (ATP) der Muskelzellen an. Die zellulären Kraftwerke (Mitochondrien) arbeiten auf Hochtouren. Es werden sogar neue kleine Blutgefäße gebildet, die den Muskel enger an den Blutkreislauf ankoppeln.

Wer weder Zeit noch Lust auf Höhentraining hat, kann auf die Hormone zurückgreifen. Ist zwar für Athleten illegal, aber das Argument, man sei nicht schwindelfrei, ist in beiden Fällen zugkräftig: für die Berge und für das Doping.

EPO-Selbstversuch auf der Tour de France

2007 unternahm der Neuroradiologe und Hobby-Radler Jürgen Reul einen spektakulären Selbstversuch. Zweimal bezwang er die legendäre Tour-de-France-Etappe ins 1850 Meter hohe Alpe d›Huez. Zuerst radelte der Professor die 21 Serpentinen »clean« hinauf, dann nach einer zweiwöchigen »EPO-Kur«. Er konnte seine Zeit, trotz schlechten Wetters, beim zweiten Mal von 70 auf 66 Minuten reduzieren.

Fünf, maximal 15 Prozent Leistungssteigerung lassen sich durch Erythropoetin erreichen. Und Trainieren bleibt einem zudem nicht erspart. Wer die 1850 Meter Anhöhe selbst in der Seilbahn nur keuchend erreicht, profitiert von dem Hormon kaum. Die Wirkung klingt also bescheiden. Im Spitzensport kann diese Leistungssteigerung jedoch genau jenes Zünglein an der Waage bedeuten, das einen Athleten in den Nationalkader oder nur zur »Neigungsgruppe Radfahren« des örtlichen Turnvereins bringt.

Obwohl also davon auszugehen ist, dass es bei den Top-Drahtesel-Reitern nur jene gibt, die des Dopings überführt wurden, und jene, die man noch nicht erwischt hat, gilt Doping dennoch als höchst unsportlich. Im Interview mit der »Frankfurter Allgemeinen Zeitung« sagte der Arzt Jürgen Reul nach seiner Bergetappe: »Das ist ungefähr so, als ob jemand bei einem Marathon zwischendurch zehn Kilometer lang die U-Bahn benutzt. Das hat nichts mehr mit dem Ethos des Sports zu tun. Es ist schon deswegen nicht fair, weil es sich nicht jeder Fahrer leisten kann, für zwei Wochen EPO-Doping 2500 Euro auszugeben. So viel hat mich diese ›Kur‹ gekostet.« Ein äußerst lukratives Geschäft, womit auch keine Aussicht darauf besteht, dass das Doping-Thema die kommenden Jahrzehnte vom Tisch ist. Im Gegenteil: Immer mehr »Feierabend-Athleten« entdecken die beglückende Wirkung, bei einem Stadt-Halbmarathon, dem Iron-Man oder einem Weltrekordversuch im Dauerrülpsen teilzunehmen – und dabei eine gute Figur zu machen. Dazu kommt die einfache Bestellmöglichkeit über das Internet. Denn der Sieg ist möglicherweise nur einen Klick entfernt.

Legalize it!

Seit Ende der 1980er-Jahre steht EPO auf dem Menüplan vieler Ausdauersportler, seit 1990 auf der Abschussliste der internationalen Doping-Organisation. Das Mittel, das in der Regel gespritzt werden muss, ist nicht unbedenklich. Die Zunahme der roten Blutkörperchen führt unter anderem auch dazu, dass das Blut dicker wird und damit leichter in den Adern verklumpt. Und Blutgerinnsel können bekanntlich Herzinfarkte oder Schlaganfälle auslösen. In Kombination mit Steroiden oder Wachstumshormonen hat dies schon so manchen Profi- oder allzu ehrgeizigen Amateursportler das Leben gekostet.

Die Frage, ob Doping nicht doch legalisiert und damit auch unter ärztlicher Aufsicht durchgeführt werden sollte, ist daher nicht so weit hergeholt. Warum redet man sich auf die Vorbildwirkung für die Jugend heraus? Schließlich lernen unsere Kinder, dass man mit Protektion, Schmiergeldern und ein wenig Tricksen im Leben in durchaus gut bezahlte und angesehene Positionen gelangt – etwa in die Anti-Doping-Agenturen. Und dass die elterlich verordnete Zufuhr jener Vitamine und Spurenelemente, die das Gehirn für den Rechentest tunen, genauso gesellschaftlich anerkannt ist wie das chemische Niederknüppeln eines allzu renitenten Schulkameraden mit Ritalin.

Doping wurde ins religiöse Sündenregister aufgenommen. Zumindest in der Diktion der Medien: Überführte Sportler gelten als »Doping-Sünder«, die dann in einer Talkshow eine »Doping-Beichte« ablegen, bevor sie öffentlich zu Ablasszahlungen genötigt werden. Das alles hat durchaus bigotte Züge. Wenn schon Doping, dann ordentlich und im großen Stil. Wozu haben wir Hormonexperten, wenn dann die Verordnung der Substanzen auf dubiose Besitzer von Muckibuden abgeschoben wird? Ich bin überzeugt davon, dass sich Doping früher oder später als angesehene Disziplin durchsetzt und damit auch die dahinterstehenden Ärzte im Zielraum prominent die Infusionsflaschen in die Kamera halten werden. Damit wäre die Doppelmoral aufgehoben; und ich freue mich schon auf den ersten »Super-G der Damen in der Anabolika-Klasse«.

Freies Doping für freie Bürger

Laut einer vom deutschen Gesundheitsministerium 2011 in Auftrag gegebenen Studie, die den Konsum leistungsbeeinflussender Substanzen im Alltag und in der Freizeit untersuchen sollte, dopen die Deutschen nur in kleinem Stil. Weniger als ein Prozent sollen Dopingmittel im Sinne der »World Anti-Doping Agency« (WADA) einwerfen. Wenn einen also der Nachbar lächelnd beim Joggen überholt, fällt er sicher in diese Gruppe. Zeigen Sie ihn zur Sicherheit an.

In der Subgruppe der Bodybuilder sieht die Welt jedoch anders aus. Mit Proteinshakes und ein paar Hanteln alleine lässt sich aus einem kleinen Steirer noch lang kein Terminator formen. Da braucht es schon etwas Mithilfe von Mutter Chemie. So konnten bei Wettkämpfen deutscher Bodybuilder in beinahe 40 Prozent der Urinproben Dopingsubstanzen nachgewiesen werden. Bei den restlichen 60 Prozent der Sportler hat man sich wahrscheinlich gar nicht getraut, Proben zu nehmen, da sie durch das Testosteron so aggressiv drauf waren.

Doping ohne Doping

Nicht nur, dass der Einsatz von Dopingsubstanzen unfair bei Wettkämpfen ist, die Mittel sind wie gesagt auch nicht ganz unbedenklich. Mit ein wenig Wissen über die anabolen Hormone, also die Botenstoffe, die den Körper so hübsch modellieren, kann man sich einen völlig legalen Startvorteil ertricksen, der jeder Dopingkontrolle standhält.

Testosteron-Tuning

Man kann seinen Testosteronspiegel auch ohne unerlaubtes Doping steigern. Dies ist ja der Grundtenor des vorliegenden Buches: Jeder bekommt die Hormone, die er verdient!

Beginnen wir niederschwellig und sorgen als ersten Schritt einmal dafür, dass unser Testosteronspiegel zumindest nicht noch niedriger ist als normal. Dafür gilt es, Stress zu reduzieren. Er ist der Testosteronkiller schlechthin: Cortisol ist der Gegenspieler des männlichen Geschlechtshormons. Denn ist die Kacke am Dampfen, rutscht die Libido in den Keller. Entspannung ist also angesagt.

Testosteron wird zudem im Fettgewebe durch das Enzym Aromatase in Östrogen umgewandelt. Das sorgt unter anderem bei fleißigen Dopern für das bereits beschriebene unerwünschte »Busenwunder Mann«. Um das Testosteron vor diesem Umbau zu schützen, kann man einerseits das Fettgewebe reduzieren (ist mühsam) oder man nimmt bestimmte Nahrungsmittel zu sich. Vor allem Essen, das reich an Omega-3-Fettsäuren ist, kann das bewerkstelligen. Ist zwar auch in den Fischstäbchen drin, aber vielleicht nicht ganz so viel, wie der Captain auf der Packung meint. Vitamin C hat einen ähnlichen Effekt.

Der Vorteil, wenn Sie Ihrem Körper für den Sport mehr Testosteron zur Verfügung stellen möchten: Sport selbst erhöht die Menge bereits. Aber Achtung auf die Dauer des Trainings: Bis zu 40 Minuten Belastung führen zu einem Anstieg des Testosteronspiegels, alles, was darüber hinausgeht, lässt wiederum eher das Cortisol hinaufschnellen, da der Körper nun zum »Sports-Utility-Vehicle« (SUV) mutiert. Der frisst bekanntlich viel Kraftstoff und so passt sich der Körper hier auch auf den erhöhten Bedarf an. Also: Nicht übertreiben, Jungs, sonst heißt es nach zwei Stunden Training: »Ab in die Dusche, Mädels!«

Wer mit dem Sporteln nicht so viel am Hut hat, aber dennoch mit Hormonen zu Muckis kommen möchte, kann sich entweder diese coolen Proteinshakes besorgen, die es rund um die Fitnesscenter für teures Geld zu kaufen gibt, oder, was nicht ganz so cool ist, sich eiweißreich ernähren.

Es geht noch bequemer: Dazu sehen Sie sich zu Hause einen Film an. Das funktioniert tatsächlich, kommt jedoch auf das Genre an. Geht es nach Forschern aus Michigan, so hebt das Betrachten eines Actionstreifens den Testosteronspiegel bei Männern an. Ein romantischer Film führt hingegen zu weniger männlichen Sexualhormonen, dafür jedoch zum Anstieg von Progesteron, also dem weiblichen Gelbkörperhormon. Also, liebe Frauen, steht euch am Abend die Laune nach einem lustbetonten Mann, verzichtet auf die »Legenden der Leidenschaft« und helft eurem Lebensgefährten mit »The Fast and the Furious« ein wenig auf die Sprünge.

Letztlich gibt es noch einen einfachen Trick, sein Männlichkeitshormon zu steigern: zu gewinnen. Männer, die als Sieger hervorgehen, haben höhere Testosteronspiegel (bei den Verlierern sinkt er). Suchen Sie sich daher Sparringspartner, gegen die Sie eine realistische Chance haben. Ihre Großmutter freut sich ohnehin, wenn Sie sie mal wieder anrufen.

Wachstumshormon-Tuning

Das klassische Wachstumshormon Somatotropin (HGH) und der insulinähnliche Wachstumsfaktor (IGF-1) sind ebenso einfach wie unspektakulär zu beeinflussen. Gesunde Ernährung, aber nicht zu viel davon und nicht zu spät am Abend, regelmäßige Bewegung, kein Stress, viel Schaf. Solche Vorschläge langweilen ungemein, wodurch auch zu erklären ist, dass kaum jemand interessiert ist, sie in die Tat umzusetzen.

Insulin-Tuning

Ein allzu hoher Insulinspiegel unterdrückt die Produktion des Wachstumshormons und hemmt den Abbau von Fett. Zwei Gründe, die ausreichend erklären, wohin mit dem Insulinspiegel: hinunter. Das Hormon aus den Inselzellen der Bauchspeicheldrüse wird dann ausgeschüttet, wenn sich im Blut zu viel Zucker befindet. Daher treiben rasch verfügbare Kohlehydrate, die ratzfatz in die Blutbahn gelangen, also Traubenzucker, der Zucker im Kaffee, der Zucker in der Watte und der Zucker im Brot, den Insulinspiegel in die Höhe. Und gerade das wollen wir ja vermeiden.

Auskunft darüber, wie sehr sich ein Nahrungsmittel auf den Blutzuckerspiegel schlägt, gibt der glykämische Index (Glyx, GI). Faustregel: Je besser das Zeug schmeckt, desto höher der Index. Ein Glas Bier oder eine Portion Pommes vor körperlicher Belastung führt durch die Zuckerspitze zur raschen Ermüdung, da die starke Insulinausschüttung die Glukose absenkt und die Glykogenspeicher entleert. Daher sollten vorher eher Nahrungsmittel mit mittlerem GI verzehrt werden, etwa die berühmt-berüchtigte halbe Marathon-Banane. Nach dem Sport führen Speisen und Getränke mit hohem glykämischen Index zu einem raschen Wiederauffüllen von Energiereserven.

Es gibt auch einige natürliche Mittel, die den Insulinspiegel niedrig halten, wie Aloe vera, Zimt, solange er nicht in Form einer Schnecke auf den Tisch kommt, oder Brennnesseltee, den Sie allerdings vor einem Marathonlauf eher auslassen sollten, so Sie nicht an jedem zweiten Laternenmast eine Pinkelpause einlegen möchten.

Cortisol-Anti-Tuning

Cortisol, das Hormon, das unseren Körper auf eine dauerhafte Stresssituation einrichtet, verheizt alles, was es kriegen kann. Dazu wird etwa Eiweiß aus den Muskeln zu Brennholz verwandelt, womit sich der Körper wunderbar heizen lässt.

Was auch immer Sie tun, gehen Sie's gelassen an. Wer es zustande bringt, seinen Cortisollevel im Zaum zu halten, hat daher nicht nur mehr, sondern auch weitaus entspanntere Muskeln. Deshalb geben sich die muskelbepackten Leinwandhelden auch so verdammt relaxt. Nicht, weil es cool wirkt. Sondern aus panischer Angst, die hart erarbeitete Muskelmasse wieder zu verlieren. Sehen Sie sich einmal unter diesem Gesichtspunkt das Lächeln Ihres persönlichen Filmstars an. Es ist der verkrampfte Versuch, entspannt zu sein.

Cortisol ist der Antichrist unter den anabolen Hormonen. Es boykottiert sowohl das Werk der Wachstumshormone als auch des Testosterons. Und es ist ein Gegenspieler des Insulins.

Hormone aus dem Garten

Ist unser Körper mit seinen Hormonrezeptoren ein Experte in Sachen Fälschungen? Erkennt er den Unterschied zwischen einem Hormon, das er selbst hergestellt hat, einem Präparat aus der Backstube der Pharmazie und einem Botenstoff, der im Garten von Mutter Natur wächst? Darüber streiten Experten.

Die Hardliner unter den Wissenschaftlern gehen davon aus, dass die chemische Struktur eines Botenstoffs stets ein und dieselbe chemische Struktur ist, egal ob der Stoff aus dem Rotklee stammt, dem Reagenzglas oder aus dem Forscher, der das Reagenzglas schüttelt. Das alles ist den Andockstellen für die Hormone Jacke wie Hose. Wenn der Schlüssel passt, so wird ein Prozess in Gang gesetzt. Und der läuft immer gleich ab.

Softliner sehen in einem pflanzlichen Hormon einen anderen Informationsgehalt als in einer synthetischen Tablette. Schließlich sehe für viele Menschen eine Uhr von Rolex vom Rolex-Fachhandel einer Rolex vom Strandverkäufer zwar zum Verwechseln ähnlich, wirke aber (leider) anders und sei nur für die Banausen unter den Touristen nicht vom Original zu unterscheiden. Wie viel Banause also ist unser Körper?

Die »ganzheitliche« Hormontherapie – bioidentische Hormone

Viele Hormone, die in der Therapie zur Anwendung kommen, stammen von Tieren, aus Chemiebaukästen oder gentechnologischen Bastelstuben.

Die Substanzen gleichen den körpereigenen Botenstoffen zwar, aber nicht aufs Haar. Diese strukturellen Unterschiede sorgen, so meinen einige, für unerwünschte Nebenwirkungen.

Copy & Paste

Die Kritik an der herkömmlichen Hormontherapie richtet sich gegen die synthetisch hergestellten Präparate, Gestagene aus dem Chemielabor oder aus Pferdeurin gewonnene konjugierte Östrogene. Selbst die Phytoöstrogene kommen zwar natürlich in Pflanzen vor, sind aber mit den menschlichen Botensubstanzen nicht identisch. Besser sei es daher, mit Eins-zu-eins-Kopien von Hormonen zu arbeiten. Und damit mit Substanzen, die der Körper kennt und tagtäglich verwendet. Klingt einleuchtend. Nur woher nehmen und nicht stehlen? Der besten Freundin ein paar überschüssige Hormone abzuluchsen, ist erstens technisch nicht so ohne Weiteres möglich und zweitens unmoralisch.

Seit einigen Jahren finden die sogenannten »bioidentischen Hormone« großen Anklang. Sie sind mit den körpereigenen weiblichen Geschlechtshormonen identisch. Der Körper, so die Auffassung, akzeptiere die mutmaßliche Bioversion des Hormons eher.

Progesteron aus der Yamswurzel

Fündig wurde man in der mexikanischen Yamswurzel. Der darin enthaltene Wirkstoff Diosgenin kann in Apotheken auf recht einfache Art in ein Molekül umgewandelt werden, das chemisch mit dem vom Gelbkörper des Eierstocks produzierten Progesteron identisch ist. Auch aus den Sterinen der Sojabohne lässt sich so ein Produkt fertigen. Es handelt sich also nicht um ein ganz »natürliches« Hormon, aber zumindest um ein nur halbsynthetisches, aus pflanzlichen Ausgangsstoffen hergestelltes Hormon. Die Herstellung ist nicht allzu schwierig und eigentlich ein Prozess, der bereits seit den 1930er-Jahren bekannt ist.

Man hat das Verfahren also nicht neu erfunden, sondern eher wiederentdeckt, wie verstaubte Standardtänze für Promi-Shows im TV oder den guten alten Einlauf für das Entschlacken von gestressten Top-Managern.

Da natürliches Progesteron nicht patentierbar ist, ist die Begeisterung der Firmen zur Produktion enden wollend. Aber vielleicht verrät Ihnen Ihr Apotheker das genaue Rezept, wie's geht, dann können Sie in Ihrer Küche selbst »Gelbkörper glaciert mit pochierter Yamswurzel« herstellen.

Kurzanleitung: Und so beeinflussen Sie Ihre Hormone

Es soll ja Menschen geben, die Bücher nicht von vorne nach hinten lesen, sondern keine wertvolle Zeit verstreichen lassen und gleich jene Kapitel aufschlagen, die ans Eingemachte gehen. All jene, die sich gerade erst zugeschaltet haben, möchte ich herzlich an dieser Stelle begrüßen.

Verständlich, denn wir haben ja im Leben nicht ewig Zeit. Dafür haben Sie jedoch auch eine Unzahl lehrreicher Beispiele und zündender Wortspiele verpasst, die sich in den anderen Kapiteln finden. Aber Sie haben Recht: Man kann auch ohne sie leben. Und Zielstrebigkeit führt ja auch manchmal zum Ziel.

Wie schon der Überschrift zu entnehmen ist: Auch wenn wir uns Tag für Tag am Gängelband unserer Hormone fühlen, nun gängeln wir zurück! Und solange keine massive Störung im Hormonsystem vorliegt, bei der wir Profis ranlassen sollten, können wir getrost selber ein wenig mitmischen und als Dirigent unserer Drüsen brillieren.

Ein paar Hormone können wir willentlich bereits ohne viel Nachdenken beeinflussen: Wir holen uns den Adrenalin-Kick über Abenteuer (Paragleiten oder U-Bahn fahren zur Stoßzeit). Unser Cortisol lassen wir hinaufschnellen, indem wir 14 Dinge auf einmal machen und uns pausenlos über all jene aufregen, die statt dessen nur 13 zustande bringen.

Unser Appetithormon Ghrelin pushen wir allein, indem wir ständig in den Kühlschrank glotzen. All diese Hormone können wir also nachweislich beeinflussen, tun dies aber leider nicht zu unseren Gunsten. Es geht aber auch umgekehrt. Zuvor jedoch noch ein kleiner Warnhinweis.

Der hormonelle Zauberlehrling

Hormone werden im Körper nicht nur produziert und für einen guten Zweck oder auch groben Unfug verwendet, sondern unterliegen höchst komplexen Regelmechanismen: Rückkoppelungen, übergeordneten Kontrollinstanzen und engen Verbindungen zum vegetativen Nervensystem. Es ist unschwer zu begreifen, dass man dieses System durch Zufuhr von Hormonen massiv durcheinanderbringt. Vor allem, wenn es sich um eine Dauertherapie handelt.

Unser Körper ist wie ein sensibles Ökosystem, das wir aus dem Biologieunterreicht kennen: Rottet man die Käfer aus, so gibt es mehr Blattläuse, die fressen wiederum die Blätter, die Bäume sterben ab, es gibt keine Bienen mehr, die mit den Blumen Sex machen könnten, die Blumen sterben aus, kein Mann könnte seiner Frau zum Valentinstag einen Strauß Blumen schenken, es kommt zu massiven Konflikten in der Partnerschaft, zu einer hohen Scheidungsrate und damit zur unkontrollierten Vermehrung von Scheidungsanwälten. Wer will das schon in Kauf nehmen?

Lock die Hormone aus ihren Verstecken!

Hormone sind meist genauso faul wie ihre Besitzer. Wozu sich verausgaben, wenn es der halbe Aufwand auch tut? Ist man bei einigen Hormonen froh, dass sie sich eher zurückhalten, etwa die Stresshormone, so klagen gerade die älteren Semester darüber, dass ihre Botenstoffe zu faulen Säcken mutiert sind, die nur im ungünstigen Moment mal von sich hören lassen. So meldet sich das Testosteron zum Dienst, wenn es ums unerlaubte Po-Grapschen geht, verabschiedet sich beim erlaubten Geschlechtsakt jedoch wer weiß wohin. Viele Menschen setzen daher auf die gute alte Pharmazie und ersetzen ihre natürlichen, unwilligen Hormone durch willfährigen Ersatz aus der Apotheke.

Es gibt jedoch einige Tipps, an denen die Industrie nichts verdient und die man einfach umsetzen kann. Dabei geht es allein um unser Verhalten. Und diese Maßnahmen sind gar nicht mal die unangenehmsten: essen, schlafen, spielen, kuscheln, Sex und sporteln. Klingt nicht übel!

1) Essen für die »Glücksboten«

Da viele Hormone aus Aminosäuren bestehen, könnte der Verzehr eiweißreicher Lebensmittel, wie Mozzarella, Fleisch oder Hülsenfrüchten, helfen, die Produktion von Aminosäuren im Körper zu erleichtern. Wie gesagt: könnte!

Denn es ist schwer nachweisbar, ob an Ihrem Adrenalin wirklich ein Stückchen Mozzarella hängt.

L-Tryptophan ist die Vorstufe unseres »Glückshormons« Serotonin. Nüsse, Bohnen, Pilze oder Samen, wie Sonnenblumenkerne oder Hirse, sind voll davon. Auch Bananen. Die sehen zumindest lustig aus. Die Ernährung kann unterstützend sein, jedoch nur bis zu einer gewissen Grenze. Wenn man gerade auf der Depri-Welle dahinsurft, wird einen das beständige Kauen von Weizenkeimen kaum dazu verleiten, freudig über die nächstbeste Wiese zu tollen. Immerhin gilt auch Schokolade als verlässliches Antidepressivum. Und als verlässliche Kalorienbombe.

2) Laufen für Endorphin

Wer sich zudem regelmäßig bewegt, der kann den hormonproduzierenden Konzernen ein weiteres Schnippchen schlagen. Denn bekanntlich werden beim Laufen eine Reihe von Botenstoffen freigesetzt, auch das körpereigene Schmerzmittel Endorphin. Das »Runner's High« tritt bereits nach 20 Minuten ein. Ist oft besser als die synthetischen Drogen, die man so am Schwarzmarkt bekommt, wirkt aber ähnlich und ist legal. Zumindest bis die EU die Produktion des körpereigenen Endorphins untersagt. Wer's ruhiger mag: Hormonyoga soll die Eierstöcke zu Höchstleistungen anspornen. So man eine Frau ist. Wer's noch ruhiger mag: Sport im Fernsehen ansehen – kann Testosteron freisetzen. So man ein Mann ist. Und so die Lieblingsmannschaft gewinnt.

3) Schlafen für Wachstumshormone

Somatotropin gehört zu jenen Substanzen, die sich günstig auf den Alterungsprozess auswirken und Sie länger jung und frisch halten. Es wird abends produziert, in Ruhe, beim Schlaf, in erster Linie jenem vor Mitternacht.

4) Dinner-Cancelling für die Anti-Aging-Hormone

Zugegeben, das wirkt jetzt nicht besonders ansprechend. Aber ein-, zweimal die Woche aufs Abendessen zu verzichten, kann hormonell einiges bringen. Denn das lockt sowohl Melatonin als auch das Wachstumshormon aus ihren Verstecken, sodass sie in der Nacht mit den Reparaturarbeiten im Körper beginnen können. Nicht umsonst gilt Dinner-Cancelling also als hippe Anti-Aging-Maßnahme. Die Seniorenheime machen es uns vor: Abendessen bereits am Nachmittag dient der Gesundheit.

Dass bei der guten alten Tradition in den Altenheimen weniger der hormonelle Effekt, sondern eher die Organisation im Vordergrund steht, da die Rentner bei der Übergabe an den Nachtdienst abgefüttert und zähnegeputzt im Bett liegen müssen, ist nur eine böse Vermutung. Aber wenn Sie es schaffen, auf Fressorgien nach 17 Uhr zu verzichten, können Sie sich durchaus die eine oder andere Faltencreme sparen. Das chinesische Sprichwort »Das Abendessen überlasse deinen Feinden« bezieht sich auf dieses abendliche Fasten, nicht auf Ihre Kochkünste.

5) Spielen für Testosteron

Da sich das Hormon vorwiegend, wenn auch nicht ausschließlich, an die Männer richtet, hier drei einfach zu lesende Vorschläge: cool bleiben, Actionfilme ansehen, mit einer Spielzeugpistole hantieren. So, Männer, jetzt geht spielen!

6) Licht für Serotonin

Vor allem im Winter sorgt Sonnenlicht für bessere Laune. Serotonin braucht es, und wir brauchen das Serotonin. Wer sich unter Tags länger in der freien Natur aufhält, vielleicht sogar in Bewegung (Auto gilt nicht), füllt die Serotonintöpfe auf.

Und sorgt zudem über das Abbauprodukt Melatonin gleich auch für guten Schlaf.

7) Kuscheln für Oxytocin

Kuscheln ist ein deutliches Signal für das Oxytocin, unser Liebes- und Treuehormon. Streicheleinheiten sorgen dafür, dass man lange und vor allem gerne zusammenbleibt. Tipp: Man kann es auch zu zweit machen.

8) Sex für eine Lawine von Hormonen

Sex gefällt den Hormonen und sie bedanken sich dafür bei uns, indem sie den Sex schöner machen. Alleine beim Orgasmus sollen 50 Hormone beteiligt sein. Adrenalin, Endorphin, Dopamin, Serotonin, Oxytocin und Prolaktin, um nur ein paar zu nennen, laufen zur Höchstform auf. Sollten Sie vorschnell zum Höhepunkt kommen, probieren Sie mal aus, knapp davor die Namen aller beteiligten 50 Hormone aufzuzählen.

Am Ziel angekommen

Wer ein klein wenig Ahnung von seinen Hormonen hat, weiß, wie er sie anlocken, verärgern oder auch unterdrücken kann. Hormone gehören zum Informationssystem unseres Körpers. Sie schauen nach, was so passiert, berichten es weiter und regen ein Organ an, etwas zu unternehmen. Bösartig sind sie nicht. Vielleicht ein wenig neugierig, experimentierfreudig und auch fürchterlich sensibel. Beleidigen sollte man sie nicht.

Sie sind aber sicher nicht alleinige Ursache unserer Prozesse, unserer Handlungen, unseres Befindens. Sie sind ein Teil des Ganzen. Wie auch die Gene, das Gehirn, die Nerven, die Psyche, die Seele, der Postbote oder dieses kleine Quant, das gerade mal nicht springen will. Ursache und Wirkung sind ineinander verschachtelt. Jeder Eingriff in das System verändert das Ganze. Sogar den Postboten.

Die Menschen, die sich professionell mit »Körpersprache« auseinandersetzen, wissen es schon längst: Nicht nur der Gemütszustand lässt sich aus der Sitzhaltung, der Mimik oder der Faust im Gesicht des Nachbarn ablesen. Nein, es geht auch umgekehrt! Ein Mensch, der eine zufriedene Haltung einnimmt, als ob er schon am Ziel seiner Wünsche angekommen wäre, entspannt und offen, mit einem Lächeln im Gesicht, tut sich verdammt schwer, in dieser Position eine anständige Panik zu entwickeln. Wie auch immer man es nennen will: Mit dem Körper zu kommunizieren, sich dessen Sprache zu bedienen oder ihn übers Ohr zu hauen – es ist ein Weg, aktiv etwas zu verändern.

Und das geht selbstverständlich auch mit Hormonen. Wir können unsere Stresshormone in Sekundenschnelle aktivieren, uns bewusst in Alarmzustand begeben (denken wir etwa an die kleine Mutprobe, seinem Vorgesetzten den Stinkefinger zu zeigen – das bringt Ihre Hormone in Wallung), wir können aber genauso auch jene Botenstoffe vermehren, die wir uns wünschen. Und ein Mensch, der aus vollem Herzen so tut, als ob er glücklich sei, hat bessere Chancen darauf, es wirklich zu werden. Nach dem Motto: »Hallo, Glückshormone, wo seid ihr? Ich bin schon da!«

Literaturverzeichnis

Ausgewählte Quellen und Interessantes zum Nach- oder Weiterlesen

Aronson, Elliot/Wilson, Timothy/Akert, Robin M.: Sozialpsychologie. München, 2008

Böhm, Michael et.al: Männersprechstunde. Das Praxishandbuch zu Beratung, Prävention und Therapie. Heidelberg, 2004

Brizendine, Louann/Vogel, Sebastian: Das männliche Gehirn – Warum Männer anders sind als Frauen. Hamburg, 2010

Buchner, Elisabeth: Wenn Körper und Gefühle Achterbahn spielen. Kleinsendelbach, 2007

Ekmekcioglu, Cem/Ericson, Anita: Der unberührte Mensch – warum wir mehr Körperkontakt brauchen. Wien, 2011

Fisher, Helen: Warum wir lieben. Die Chemie der Leidenschaft. Düsseldorf/Zürich, 2005

Froböse, Gabriele/Froböse, Rolf: Lust und Liebe – alles nur Chemie? Weinheim, 2004

Fuchs, Michael: Entwicklung der Stimmleistung und -qualität im Kindes- und Jugendalter. Berlin, 2009

Huber, Johannes/Gregor, Elisa: Die Kraft der Hormone: Gesund, vital und attraktiv – ein Leben lang. München, 2005

Hüther, Gerald: Bedienungsanleitung für ein menschliches Gehirn. Göttingen, 2010

Hüther, Gerald/Krens, Inge: Das Geheimnis der ersten neun Monate. Weinheim und Basel, 2009

Katschnig, Heinz/ Saletu-Zyhlarz, Gerda: Schlafen und Träumen – Neue Erkenntnisse und unbeantwortete Fragen. Wien, 2005

Kleine, Bernhard/Rossmanith Winfried: Hormone und Hormonsystem: Lehrbuch der Endokrinologie, Berlin/Heidelberg, 2010

LeDoux, Joseph E.: Das Netz der Persönlichkeit. Düsseldorf, 2003

Marbach, Eva: Erfolgreich abnehmen beginnt im Kopf. Breisach, 2009

Morschitzky, Hans: Angststörungen: Diagnostik, Konzepte, Therapie, Selbsthilfe. Wien, 2001

Oetting, Manfred: So entkommen Sie der Falle Stress. Hamburg, 2006

Saletu, Bernd/Saletu-Zyhlarz, Gerda: Was Sie schon immer über Schlaf wissen wollten. Wien, 2001

Schmid, Wilhelm: Gesundheit und Lebenskunst. In: Biendarra, Ilona/Weeren, Marc: Gesundheit – Gesundheiten?: Eine Orientierungshilfe. Würzburg, 2008

Wright, Jonathan/Lenard, Lane: Bioidentische Hormone: Alles, was Sie wissen müssen. Das Standardwerk. Kirchzarten, 2012